中医历代名家学术研究丛书

主编 潘桂娟

禄颖 编著

陈无择

Academic Research Series of Famous
Doctors of Traditional Chinese
Medicine through the Ages

"十三五"国家重点图书出版规划项目

中国中医药出版社

·北 京·

图书在版编目（CIP）数据

中医历代名家学术研究丛书.陈无择/潘桂娟主编；禄颖

编著.—北京：中国中医药出版社，2017.9

ISBN 978-7-5132-4248-6

Ⅰ.①中… Ⅱ.①潘… ②禄… Ⅲ.①中医临床—经验—

中国—宋代 Ⅳ.① R249.1

中国版本图书馆 CIP 数据核字（2017）第 115741 号

中国中医药出版社出版

北京市朝阳区北三环东路 28 号易亨大厦 16 层

邮政编码　100013

传真　010 64405750

河北新华第二印刷有限责任公司印刷

各地新华书店经销

开本 880×1230　1/32　印张 5　字数 128 千字

2017 年 9 月第 1 版　2017 年 9 月第 1 次印刷

书号　ISBN 978 - 7 - 5132 - 4248 - 6

定价　42.00 元

网址　www.cptcm.com

社 长 热 线　010-64405720

购 书 热 线　010-89535836

侵 权 打 假　010-64405753

微信服务号　zgzyycbs

微商城网址　https://kdt.im/LIdUGr

官方微博　http://e.weibo.com/cptcm

天猫旗舰店网址　https://zgzyycbs.tmall.com

如有印装质量问题请与本社出版部联系（010 64405510）

项目来源及国家重点图书出版计划

2005 年度国家"973"计划课题"中医理论体系框架结构与内涵研究"（编号：2005CB532503）

2009 年度科技部基础性工作专项重点项目"中医药古籍与方志的文献整理"（编号：2009FY120300）子课题"古代医家学术思想与诊疗经验研究"

2013 年度国家"973"计划项目"中医理论体系框架结构研究"（编号：2013CB532000）

国家中医药管理局重点研究室"中医理论体系结构与内涵研究室"建设规划

"十三五"国家重点图书、音像、电子出版物出版规划（医药卫生）

前言

　　中医理论肇始于《黄帝内经》《难经》，本草学探源于《神农本草经》，辨证论治及方剂学发轫于《伤寒杂病论》。在此基础上，历代医家结合自身的思考与实践，提出独具特色的真知灼见，不断革故鼎新，充实完善，使得中医药学具有系统的知识体系结构、丰富的原创理论内涵、显著的临床诊治疗效、深邃的中国哲学背景和特有的话语表达方式。历代医家本身就是"活"的学术载体，他们刻意研精，探微索隐，华叶递荣，日新其用。因此，中医药学发展的历史进程，始终呈现出一派继承不泥古、发扬不离宗的繁荣景象。

　　中国中医科学院中医基础理论研究所，自 2008 年起相继依托 2005 年度国家"973"计划课题"中医学理论体系框架结构与内涵研究"、2009 年度科技部基础性工作专项重点项目"中医药古籍与方志的文献整理"子课题"古代医家学术思想与诊疗经验研究"、2013 年度国家"973"计划项目"中医理论体系框架结构研究"，以及国家中医药管理局重点研究室"中医理论体系结构与内涵研究室"建设规划，联合北京中医药大学等 16 所高等院校及科研和医疗机构的专家、学者，选取历代具有代表性或学术特色突出的医家，系统地阐释与解析其代表性学术思想和诊疗经验，旨在发掘与传承、丰富与完善中医理论体系，为提升中医师理论水平和临床实践能力和水平提供参考和借鉴。本套丛书即是此系列研究阶段性成果总结而成。

　　综观历史，凡能称之为"大医"者，大都博览群书，学问淹博赅洽，集百家之言，成一家之长。因此，我们以每位医家独立成书，尽可能尊重原著，进行总结、提炼和阐发。此外，本丛书的另一个特点是，将医家特色学术观点与临床实践相印证，尽可能选择一些典型医案，用以说明理论的实践价值，便于临床施用。本丛书现已列入《"十三五"国家重点图书、音像、电子出版物出版规划》中的"医药卫生"重点图书出版计划，并将于"十三五"期间完成此项出版计划，拟收载历代102名中医名家，总字数约1600万。

丛书各分册作者，有中医基础学科和临床学科的资深专家、国家及行业重点学科带头人，也有中青年教师、科研人员和临床医师中的学术骨干，分别来自全国高等中医院校、科研机构和临床单位。从学科分布来看，涉及中医基础理论、中医各家学说、中医医史文献、中医经典及中医临床基础、中医临床各学科。全体作者以对中医药事业的拳拳之心，共同努力和无私奉献，历经数年成就了这份艰巨的工作，以实际行动切实履行了传承、运用、发展中医药学术的重大使命。

在完成上述科研项目及丛书撰写、统稿与审订的过程中，研究团队暨编委会和审订委员会全体成员，精益求精之心始终如一。在上述科研项目负责人、丛书总主编、中国中医科学院中医基础理论研究所潘桂娟研究员主持下，由常务副主编张宇鹏副研究员、陈曦副研究员及各分题负责人——翟双庆教授、刘桂荣教授、郑洪新教授、邢玉瑞教授、钱会南教授、马淑然教授、文颖娟教授、陆翔教授、杨卫彬研究员、崔为教授、柳亚平副教授、江泳副教授、王静波博士等，以及医史文献专家张效霞副教授，分别承担或参与了团队的组织和协调，课题任务书和丛书编写体例的起草、修订和具体组织实施，各单位课题研究任务的落实和分册文稿编写和审订等工作。编委会还多次组织工作会议和继续教育项目培训，组织审订委员会专家复审和修订；最终由总主编逐册复审、修订、统稿并组织作者再次修订各分册文稿。自 2015 年 6 月开始，编委会将丛书各分册文稿陆续提交中国中医药出版社，拟于 2019 年 12 月之前按计划完成本套丛书的出版。

2016 年 3 月，国家中医药管理局颁布了《关于加强中医理论传承创新的若干意见》，指出"加强对传承脉络清晰、理论特色鲜明的古代医家的学术思想研究，深入研究中医对生命、健康与疾病认知理论，系统总结中医养生保健、防病治病理论精华，提升中医理论指导临床实践和产品研发的能力，切实传承中医生命观、健康观、疾病观和预防治疗观"。上述项目研究及丛书的编写，是研究团队对国家层面"加强中医理论传承与创新"号召的积极响应，体现了当代中医学人敢于担当的勇气和矢志不渝的追求！通过此项全国协作的系统工程，凝聚了中医医史、文献、理论、临床研究的专门人才，培育了一支专业化的学术队伍。

在此衷心感谢中国中医科学院及其所属中医基础理论

研究所、中医药信息研究所、研究生院，以及北京中医药大学、陕西中医药大学、山东中医药大学、云南中医学院、安徽中医药大学、辽宁中医药大学、浙江中医药大学、成都中医药大学、湖南中医药大学、长春中医药大学、黑龙江中医药大学、南京中医药大学、河北中医学院、贵阳中医药大学、中日友好医院等16家科研、教学、医疗单位，对此项工作的大力支持！衷心感谢中国中医药出版社有关领导及华中健编审、伊丽萦博士及全体编校人员对丛书编写及出版的大力支持！

本丛书即将付梓之际，百余名作者感慨万千！希望广大读者透过本丛书，能够概要纵览中医药学术发展之历史脉络，撷取中医理论之精华，传承千载临床之经验，为中医药学术的振兴和人类卫生保健事业做出应有的贡献！

由于种种原因，书中难免有疏漏之处，敬请读者不吝批评指正，以促进本丛书不断修订和完善，共同推进中医药学术的继承与发扬！

《中医历代名家学术研究丛书》编委会

2016年9月

凡例

一、本套丛书选取的医家，均为历代具有代表性或特色学术思想与临床经验的名家，包括汉代至晋唐医家 6 名、宋金元医家 18 名、明代医家 25 名、清代医家 46 名、民国医家 7 名，总计 102 名。每位医家独立成册，旨在对医家学术思想与诊疗经验等内容进行较为详尽的总结阐发，并进行精要论述。

二、丛书的编写，本着历史、文献、理论研究有机结合的原则，全面解读、系统梳理和深入研究医家原著，适当参考古今有关该医家的各类文献资料，对医家学术思想和诊疗经验，加以发掘、梳理、提炼、升华、概括，将其中具有理论意义、实践价值的独特内容阐发出来。

三、丛书在总体框架上，要求结构合理、层次清晰；在内容阐述上，要求概念正确、表述规范，持论公允、论证充分，观点明确、言之有据；在分册体量上，鉴于每个医家的具体情况不同，总体要求控制在 10 万～20 万字。

四、丛书每一分册的正文结构，分为"生平概述""著作简介""学术思想""临证经验"与"后世影响"五个独立的内容范畴。各分册将拟论述的内容按照逻辑与次序，分门别类地纳入以上五个内容范畴之中。

五、"生平概述"部分，主要包括医家姓名字号、生卒年代、籍贯等基本信息，时代背景、从医经历以及相关问题的考辨等。

六、"著作简介"部分，逐一介绍医家的著作名称（包括现存、已经亡佚又经后人辑复的著作）、卷数、成书年代、主要内容、学术价值等。

七、"学术思想"部分，分为"学术渊源"与"学术特色"两部分进行论述。前者重在阐述医家之家传、师承、私淑（中医经典或前代医家思想对其影响）关系，重点发掘医家学术思想的历史传承与学术渊源；后者主要从独特的学术见解、学术成就、学术特点等方面，总结医家的主要学术思想特色。

八、"临证经验"部分，重点考察和论述医家学术著作中的医案、医论、医话，并有选择地收集历代杂文笔记、地方志等材料，从中提炼整理医家临床诊疗的思路与特色，发掘、总结其独到的诊治方法。此外，还根据医家不同情况，以适当方式选录部分反映医家学术思想与临证特色的医案。

九、"后世影响"部分，主要包括"学术影响与历代评价""学派传承（学术传承）""后世发挥"和"国外流传"等内容。其中，对医家的总体评价，重视和体现学术界共识和主流观点，在此基础上，有理有据地阐明新见解。

十、附以"参考文献"，标示引用著作名称及版本。同时，分册编写过程中涉及的期刊与学位论文，以及未经引用但能体现一定研究水准的期刊与学位论文也一并列出，以充分体现对该医家研究的整体状况。

十一、附以丛书全部医家名录，依照年代时间先后排列，以便查检。

十二、丛书正文标点符号使用，依据《中华人民共和国国家标准标点符号用法》（GB/T 15834–2011）。医家原书中出现的俗字、异体字等一律改为简化正体字，个别不能对应简化字的繁体字酌予保留。

《中医历代名家学术研究丛书》编委会

2016 年 9 月

内容提要

　　陈言，字无择，号鹤溪道人，生于北宋宣和三年（1121），卒于南宋绍熙元年（1190）；宋代处州青田（现浙江青田县）人，是宋代儒医兼通的著名医家、被称为"永嘉医派"的创始人；著有《三因极一病证方论》《三因司天方》《依源指治》等。其中《三因极一病证方论》为其代表著作。陈无择力倡"由博返约"的方剂学思想，并基于这一学术思想总结"三因学说"，阐明了中医病因学的基本框架。陈无择重视经典理论，审因论治用药；重视情志致病因素，强调顾护人体胃气。陈无择的"三因学说"，在后世产生了非常深远的影响。本书内容包括陈无择的生平概述、著作简介、学术思想、临证经验、后世影响。

赵陈言，字无择，号鹤溪道人，生于北宋宣和三年（1121），卒于南宋绍熙元年（1190）；宋代处州青田（现浙江青田县）人，是宋代儒医兼通的著名医家、被称为"永嘉医派"的创始人；著有《三因极一病证方论》《三因司天方》《依源指治》等。其中《三因极一病证方论》为其代表著作。陈无择力倡"由博返约"的方剂学思想，并基于这一学术思想总结"三因学说"，阐明了中医病因学的基本框架。陈无择重视经典理论，审因论治用药；重视情志致病因素，强调顾护人体胃气。陈无择的"三因学说"，在后世产生了非常深远的影响。

现代以来，有关陈无择的学术研讨论文，经中国知网（CNKI）检索，自 1960 年至 2014 年，有期刊论文 41 篇，学位论文 3 篇，会议论文 1 篇。论文内容涉及陈无择里籍的考证，学术思想研讨、临证经验总结等。相关著作方面，《陈无择医学全书》中，除校注《三因极一病证方论》之外，还附刊有相对流传较少的《三因司天方》一书，展现了陈无择学术思想和临证经验的全貌；此外，对于陈无择生平以及学术思想的研究，还散见于《永嘉医派研究》《陈友芝医案》《中医病因学探要》等现代学者的著作之中。

本书编著过程中，笔者在前人研究的基础之上，检索和阅读了大量的相关文献资料，围绕陈无择其人、其书、其事，对陈无择及其著作《三因极一病证方论》《三因司天方》进行了深入的整理与研究。一方面考证其生卒年代，辨明其里籍，展现其高尚的医德和严谨的治学态度；同时力求全面地发掘和总结其学术思想特点，重在阐明陈无择临床用药和辨治临床各科病证的特点。

本次整理研究所选用的陈无择著作版本：中国中医药出版社 2005 年出版的《陈无择医学全书》中的校勘版本。

本书在编写过程中，得到了中国中医科学院潘桂娟研究员、北京中医药大学翟双庆教授、钱会南教授的大力支持和指导，在此一并致谢！

衷心感谢参考文献的作者以及支持本项研究的各位同仁！

北京中医药大学　禄颖

2015 年 6 月

目　录

陈无择

生平概述

陈言，字无择，号鹤溪道人，生于北宋宣和三年（1121），卒于南宋绍熙元年（1190）；宋代处州青田（现浙江青田县）人，是宋代儒医兼通的著名医家、"永嘉医派"的创始人；著有《三因极一病证方论》《三因司天方》《依源指治》等。其中《三因极一病证方论》为其代表著作。陈无择力倡"由博返约"的方剂学思想，并基于这一学术思想总结"三因学说"，阐明了中医病因学的基本框架。陈无择重视经典理论，审因论治用药；重视情志致病因素，强调顾护人体胃气。陈无择的"三因学说"，在后世产生了非常深远的影响。

一、时代背景

陈无择所生活的北宋末年至南宋初期，大约相当于北方金朝刘完素、张子和、张元素、李东垣的学术活动进入高潮，河间、易水两大学派形成之时。南方的浙江温州地区也形成了以陈无择为创始人，以陈无择弟子王硕、孙志宁、施发、卢祖常、王暐为骨干，以《三因极一病证方论》为理论基石的"永嘉医派"。因当时国家分裂，南北隔绝，学术上缺乏交流和联系，但其学术成就也足以与河间、易水学派鼎足而立，共同开创了宋金时期医学学派争鸣、学术繁荣的局面，在中国医学史上占有一席之地。以下主要就陈无择及其开创的"永嘉医派"的经济、文化、学术背景，进行概要的介绍。

（一）社会经济文化背景

随着全国政治、经济、文化中心南移，南宋时期的温州，经济繁荣，文化发达。温州州治——永嘉县城非常繁华，北宋时，知州杨蟠有诗描写这个东瓯名城说："一片繁华海上头，从来唤作小杭州。"南宋时，商业更趋发达，人口急剧增多，街巷纵横，市肆林立，市区扩大，城市周围兴起四个"厢"：望京厢、城南厢、集云厢、广化厢，面积相当于旧城区，永嘉的社会经济亦得到飞速发展，其人口增多，农业、手工业兴盛，城乡经济繁荣。

经济是社会生活的基础，医药业发展、医学进步也是建立在社会经济发展的基础之上的。医学属社会消费性的行业，无论是医学人才的培养，从业人员维持生活、更新知识、提高技艺的费用，还是药材的耗用，不能不受社会经济状况的制约。温州农、工、商业兴盛，城镇经济繁荣，社会分工深化，流动人口增多，都为医药业和医药学的发展进步创造了良好的环境条件。这一切成为永嘉医派的产生、生长的适宜土壤。

经济发展，商业繁荣，城乡进步，自然促进文化教育事业的进步。南宋前期，温州及各县除有府学、县学外，书院很多，永嘉县城有东山书院、经行学塾、浮址书院、草堂学塾、城南书院、城西书院、稚新学塾、松台学塾等。读书人士有数万人之多，文化教育的发展造就了一支颇为可观的知识分子队伍，从中分化产生弃仕从医，亦仕亦医者，也就大有人在，为医学发展提供了人才来源。比如，永嘉医派的施发，年轻时儒而兼医，中年过后则专心医道，行医著书，成为永嘉医派的重要人物。所以，这种发达的文化环境，成为产生永嘉学派、永嘉四灵、永嘉医派的基本环境条件和文化氛围。

永嘉学派作为南宋时期的哲学派别，高举"事功"的旗帜，提倡对事物作实地考察，认为只有接触实际，了解实际，提高思想水平和办事能力，才能达到拯救民族危机、巩固国家统治的目标。永嘉学派的学术主张，在当时有积极的进步意义，也可以说直接促成永嘉医派的产生。囿于传统思想，知识分子务虚重道，视功名仕途为唯一目标和出路，医生社会地位低下，归于巫卜星相之流而为士大夫所不屑。工商业经济发展，市民阶层成长，都在一定程度上冲击了传统观念，而永嘉学派的事功学说，更促使崇实务实的社会思潮形成。这种思想观念的变化使救死扶伤的医生职业倍受人们敬重，也成为知识分子队伍分化和医生队伍扩充的思想条件。在这个基础上产生永嘉医派，也就成为水到渠成的事。

此外，陈无择主要行医于温州，温州地处亚热带湿润季风区，气候卑湿，地气燠热，冬无严寒，夏少酷暑，四季湿气氤氲，致病病因极为繁杂。南宋时期，浙南战乱较少，朝廷偏安浙江，经济迅猛发展，设置健全了医学官制和惠民药局，药铺林立，药材丰富，是全国经济、医药卫生最发达的地区，各业兴盛，人口密集。1164 年十二月，淮甸流民三十万流寓临安及附近州郡，死于疫灾居半。1165 年三月，浙江东部受瘟疫侵袭，罹难者众。陈无择诊脉治病不辍，大量的临床实践为日后陈无择著成《三因极一病证方论》奠定了基础。

（二）医学学术背景

秦汉之际医学经典著作的问世，形成了医学基本理论体系和临床辨证论治体系。此后，医学得到迅猛发展，其特点是在医疗实践方面积累了丰富的经验，标志则是大批方剂学专著的产生。《隋书·经籍志》载有医书 3953 卷，其中医方即 3714 卷，占 94%；新旧《唐书·艺文志》的情况也相似。至唐代的《备急千金要方》和《外台秘要》，可以说已集方书之大成，体现了历代实践经验的深厚积淀。但到北宋，这种趋势仍继续发展，《太平圣惠方》和《圣济总录》，就是这种趋势的集中表现。《太平圣惠方》收方 16834 首，《圣济总录》更超过 20000 首，不但一病之下，引方众多；一方之中药味亦越来越杂……这种情况，不但使病者无法选择，就是专业医生也常有无所适从之感。而更重要的是疾病与治疗之间失掉了理论的联系，使治疗成为试方的手段。这是方书无限发展的一种不良结果。

因此，随着实践的发展，医学界很自然地出现了两种趋向：一是对众多的方药进行筛选鉴别，确认疗效，使漫无边际的方书由博返约，《太平惠民和剂局方》就代表了这种趋向。一是在丰富的实践经验的基础上进行总结提高，从中发现疾病发生发展的新规律，探索防病治病的新途径、新方法，使原有的中医基本理论更丰富、更深入，更进一步地指导日益发展的实践。

到了宋代，有更多医生想从实际上纠正这种倾向，使漫无边际的方书，向系统和简约方面发展。陈无择的《三因极一病证方论》，就是试图把各种疾病都归入三因，然后按因施治，从理论上系统化而使治病方法纳入有理可循的途径，从而达到简约的目的。这种理论尝试，有着强烈的创新意识和进取精神。正如清·吴澄所谓"近代医方惟陈无择最有根柢"，大约即是由此而发。相形之下，永嘉医派的学术总趋向是求易求简、由博返约占主流。因此，可以说，当时医学发展的形势，给永嘉医派的学术活动提供了条件和课题；同时，这也是永嘉医派的医学学术方面的时代背景。

二、生平纪略

陈无择是一位兼通儒、医，又精于临证的医学家，在当时极具影响力，著有《依源指治》《三因极一病证方论》《三因司天方》等。他的主要著作《三因极一病证方论》，将致病三因（内因、外因、不内外因）作为论述重点，将临证与三因相结合，以病因为纲，脉、病、治为目，创立了病因分类的"三因学说"，并建立了中医病因辨证论治方法体系，实践了其由博返约、执简驭繁的方剂学思想和学术理念，并为"永嘉医派"的产生和发展奠定了理论基础。

（一）生卒年代考证

关于陈无择的生卒年代有不同的说法。长青氏《古代名医小传·陈言》："陈言，字无择，号鹤溪道人，宋代处州青田（今浙江青田县）鹤溪人，约生于北宋宣和三年（1121），卒于南宋绍熙元年（1190），享年约69岁。"

贾得道《中国医学史略》："陈言，字无择，青田人。南宋绍兴、淳熙间（1131～1189）人，生平事迹不详。"此后，关于陈无择的生卒年代，均与贾得道先生的观点一致，如贾维诚《三百种医籍录》："陈言，南宋时医学家……南末绍兴、淳熙间人（1131～1189）。"刘时觉《永嘉医派研究》："陈言……大约绍兴、淳熙年间（1131～1189）在世。"何晓《陈友芝医案·续集》："先祖无择陈言……生于公元1131年，卒于1189年。"

按照长青氏的说法，陈无择大约经历了北宋南宋五帝八朝的岁月。而从后种说法来看，陈无择主要生活在南宋时期，两种说法虽然不相同，但相去不远，总以陈其生活于北宋之末、南宋之初，并且南宋为其主要的生活时期。

袁冰等认为，《陈氏宗谱·卷一·丹山府君传》记载陈中立的生卒年代为："生于淳熙庚子八月辛卯，卒于淳佑丙午九月辛酉，享寿六十有七。"淳熙庚子为1180年，淳佑丙午为1246年。依据上述研究和记载，陈无择于1189年去逝时，陈中立才9岁。而依据《陈氏宗谱》记载陈中立于嘉定丁丑年（1217）安葬双亲并迁居青田以奉祀双亲，此时的陈无择已离世多年。上述比对与大清光绪二年庚午科举人任台州府太平县鹤鸣书院山长章楷撰《重修陈氏宗谱序》的记载"唯无择言公偕弟丹山中立公之后，自宋以来食指蕃衍，代有达人"不符。因此，关于陈无择的生卒年代，仍有待于史料的进一步确证。

（二）籍贯考辨

陈无择在其《三因极一病证方论·序》署名为"青田鹤溪陈言无择"，

陈无择籍贯应为浙江青田县本无疑义，然而有近代学者提出了不同的说法，并进行了考据和考证，以下将对陈无择籍贯的几种不同说法进行了归纳和总结。

1. 青田、括苍说

陈无择在《三因极一病证方论》自序中署名为"青田鹤溪陈言无择"，因此，陈无择籍贯为浙江青田之说，得到大多数人的认同。

另外，关于陈无择籍贯，还有括苍之说。如南宋陈振孙《直斋书录解题》记载"《三因极一方》六卷，括苍陈言无择撰"，认为陈无择是括苍人。曹禾《医学读书记》因之，亦称"宋括苍陈言"。浙江青田县，属隋时之括苍县地。如《光绪处州府志》记载："唐景云中分括苍县地，置青田县，属括州"故称括苍，即指青田，然而不称"青田"称"括苍"，刘时觉认为"盖古人好古之谓"。袁冰等亦认为："青田县是在唐代景云时由括苍县分出，因此青田县在唐景云前是属于括苍县。古人有好古之风气，因此'括苍陈言'和'青田陈言'无本质区别。"

关于陈无择籍贯为青田之说，近人又找到了最新的证据，温州市博物馆 2006 年收藏的宋进士陈槐墓志，明确了陈槐即是陈无择的儿子。这是目前已知国内第一件有关陈无择的勒石文物，《陈槐墓志》称："有宋进士陈君槐，字伯英，处州青田陈氏之裔。父讳言，字无择，娶永嘉吴氏遂为温州之永嘉人。君生于绍兴辛未（1151）正月十三日，卒于庆元己未（1199）十一月初十日，年四十有九。娶姜氏，故邕州提举鹰扬之次女。子二人，长政父，蚤世，次坚老，尚幼。女二人。越明年（1200）十月丁酉与所生母金氏俱葬于瑞安县崇泰乡南湾之原。"这件难能可贵的墓志，为我们进一步提供了对陈无择身世的释疑解难以及有关新的信息：①墓志言陈槐是"处州青田陈氏之裔"，说明陈无择原籍就在青田。②墓志告诉我们陈无择元配吴氏夫人是永嘉人，可见陈无择成为温州女婿永嘉人之后，长期居住永嘉行医济世，收徒教学，进行学术研究，并著书立说，成为永嘉医派创始人。③墓志也告诉我们陈樃生于南宋绍兴辛未年，即1151年，正是永嘉瘟疫流行之年。陈无择在《三因极一病证方论》中论"圣散子方"时说"辛未年，永嘉瘟疫，被害者不可胜数"，足见当年陈无择在永嘉亲历瘟疫流行。④墓志也向我们道出了陈无择二房妻金氏是陈樃亲生之母。⑤墓志表明陈无择不但有儿子，且是进士；还有两个孙子，长孙早亡；另外还有两个孙女。可见陈无择之家是一个大家庭，但其相关情况《陈氏宗谱》未见收集。⑥考得陈樃岳父姜鹰扬系永嘉人，宋绍兴十五年（1145）进士，曾任广西邕州（今南宁）提举。⑦陈樃卒于庆元己未（1199），与生母金氏于南宋庆元庚申（1200）同葬于瑞安县崇泰乡之南湾（温州博物馆王溯先生提供有关陈樃妻的《姜氏墓志》，得知其墓地即在今温州市郊瓯海区仙岩镇帆游村之南弯山。趋车一览，山荒墓废久矣）。

以上有关资料与《陈樃墓志》的发现，为陈无择身世释疑解难提供了可靠的根据，说明陈无择祖籍在乐清，行医教学在温州（永嘉），晚年又回乐清孝亲养老安居。

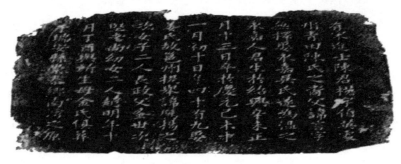

《陈樃墓志》拓片

2. 莆田、永嘉之误

《四库全书总目·卷一百零三·子部·医家类》记载："《三因极一病证方论》十八卷。宋·陈言撰。言字无择，莆田人。"

袁冰等人认为，依据《陈氏宗谱》记载，陈无择乐清第一世先祖陈彪是由"闽之长溪迁往乐清"，但古时福建长溪（今福建宁德市）属福宁州，而莆田属兴化州。因此，《四库全书总目》认为陈无择是莆田人之说，没有找到相关的史料和宗谱记载予以支持。刘时觉亦认为《四库全书总目提要》指为"莆田人"，属笔误。

明代永嘉姜准《岐海琐谈集》记载"永嘉陈言无择"，认为陈无择为永嘉人，是因为陈无择长期客居永嘉（今浙江温州）行医授徒，因此认为陈氏是永嘉人。

3. 景宁说

刘时觉先生在其《永嘉医派研究》《陈无择的里籍和医事活动》中，对"鹤溪"一词详加考究得出了不同的结论，成为一种新的学说。其文曰："陈氏原籍青田似乎已无疑问，《处州府志》《青田县志》《经籍访古志》及《中医大辞典》等，都有明确记载，其源盖出自陈氏《三因极一病证方论》自序所署'青田鹤溪陈言无择'。但正因这个署名，考得陈无择原籍当属今浙江省景宁县，并非青田。

鹤溪，一名沐鹤溪，《景宁县志》《青田县志》俱载："世传浮邱伯沐鹤于此，故以名溪"。浮邱伯，传说为黄帝时人，"著《相鹤经》，有所谓青田之鹤，跨携以自随，因隐于鹤溪之滨，筑台垂钓"。（县志并谓，景宁县城西南半里，石牛山麓，有浮邱伯钓台古迹）以溪名地，则有沐鹤乡和鹤溪镇。其地处青田县治西南五百余里，宋时属青田县。明景泰三年（1452），兵部尚书孙原贞巡抚浙江，以山谷险远，治理不易，奏析青田县之柔远乡和沐鹤乡而置景宁县，县治即为鹤溪镇。县有形胜八景，"鹤溪春水"为八景之首。明知县钟夏嵩有《鹤溪晚眺》诗："万里长空目，清波漾素辉，苍茫江寥县，潋滟白苹矶。影入孤城雾，光涵远树微。一声瑶笛响，仙鹤伴云飞。"名士潘敏节并以鹤溪自号，以《鹤溪清风》题其集。由此可见鹤溪在景宁人心目中的地位，而陈无择以"青田鹤溪"署其里籍，也就很好理解了。

今青田县城亦以鹤名，以城北有青田山，传说"有双白鹤，年年生子，长便飞去，故又名太鹤山。道书以为三十六洞天"，又称"元鹤洞天，周回四十里"。以此名镇，为鹤城镇。

所以，鹤溪鹤城，同以鹤名，而此鹤竟非彼鹤。宋代名医陈无择，当为鹤溪人，即今浙江省景宁畲族自治县鹤溪镇人。可惜的是，陈无择青田之说已属根深蒂固的定论，志书也从其说，以致《青田县志》颇多陈无择活动的记载，而其真正的故乡《景宁县志》竟作缺如。

刘时觉氏考证虽细，但其考证前提是将"鹤溪"认作地名，但也有文献记载陈无择以"鹤溪"为号，而书序落款时同时写出字、号来，在古代似乎也不为怪异。由此观之，陈无择的籍贯是今浙江省景宁县一说，还需进一步考证。

4.景宁说与青田说之争

陈友芝等针对刘时觉的考证提出了自己不同的看法，并提出了陈无择确为青田人，而非景宁：关于鹤溪，刘时觉氏考证鹤溪，一名沐鹤溪，《景宁县志》《青田县志》俱载："世传浮丘伯沐鹤于此，故以名溪。"沐溪和鹤溪之别，其实为同义。刘时觉氏把署名中的"鹤溪"考定为地名，据此为前提而定下了"考得陈氏原籍当属今浙江省景宁县，并非青田"的结论。

我们再作一些分析：①陈无择的号是"鹤溪"，按刘氏所言"鹤溪"为地名，一个人的号与地名相同，几乎不太可能。②1989 年出版的《青田县志》"迁徙"章中记载："陈姓……陈彪一支于南宋初由河南开封迁居温溪"

（青田县城以东 10 里）与陈氏宗谱记载内容相符。1994 年出版的《景宁畲族自治县志》记载 "陈姓两支，一支颖川郡，北靖康年间（1121～1127）庙云和云坦徒迁青田县库川（今景宁库头村）；另一支……由此可见景宁县志所记载的陈姓与陈无择所属的陈氏家族没有关联。也就是说：陈无择的籍贯不可能是景宁县。③青田建县已 1300 年，景宁建县才 500 年，先祖陈无择在世正处在宋南渡时，浙南地区经济才开始繁荣，人文蔚起。当时青田县人口仅 20000 人，景宁属青田管辖，宋初景宁穷山僻壤，经济落后，交通险恶，人口极为稀少，尚缺乏培育、扶植一位医学名人所必需的环境、历史、人文条件。④据宗谱记载：陈氏乐清第五、六世祖，南宋初期已经在括苍山脉一带行医施药成为名医，在青田和义坊（青田县城镇内繁华地段后街万松巷至金巷口一带）居住、置业。正如宗谱中所载："原居温之乐清以儒医鸣于瓯括邑人请疗寓于和义坊。"⑤据《青田县志》医务人员第一节中医篇载："宋代，名医陈言，潜心医道，精于方脉，淳熙元年（1174）撰成《三因极一病源论粹》18 卷，《宋史》以《三因极一病证方论》载入。陈无择'三因极一'学说，为后世病因理学发展奠定了基础。其后世孙陈济传，精通医术，明洪武间应荐任医学训科。四子皆业医，有奇验。次子时默，继任医学训科。明初，陈定，医术高明，洪武十三年（1380），乡里疫病流行，求医者满门，著有《伤寒铃领》《痘疹歌诀》。"（陈定为陈无择八世孙，陈济传的侄儿）。据重修宗谱序载："且均精岐黄术世世以法祖相遗故前有无择言公著三因论后有定公以静作伤寒论铃领痘诊歌诀及人身肖天地图皆盛行於世详载邑志""名医济人，代不乏人"，受陈无择、陈中立的影响，从南宋到明清，青田中医名人皆为陈氏一家。查考宗谱中有关青田世祖生卒岁月历官坟墓的地址，都在青田县城镇内或城镇附近的金田乡、石溪乡、章旦乡、小令乡一带，却没有发现过远离青田县几百里的景宁或鹤溪的墨迹。⑥陈氏宗谱续修宗谱记载："家世之有谱牒不知造自何年何祖，盖因元季乱离谱失所考，幸四世祖有讳端彝公再欲造谱而无所据，因忆始祖自乐清迁青田於是至乐清及平阳聚族而得其谱本嗣后七世祖宗泽公与八世祖定老公操笔修缉一传於后。"青田陈氏宗谱在元朝"悉遭兵火残缺"，后代青田四世祖、七世祖、八世祖到乐清祖籍及平阳聚族居住的地方寻得宗谱再作续修，陈无择和伯叔兄弟这几代人活跃在乐清、青田、永嘉、平阳一带，也没有发现到过景宁的足迹。

综上所述，关于陈无择籍贯的确定，有待新的史料发现和研究，目前宜以陈无择在《三因极一病证方论·序》中所署"青田鹤溪陈言无择"为准。

（三）字号考证

陈友芝等撰文对陈无择以"鹤溪"为号进行了考证，之所以陈无择取"鹤溪"为号，与"鹤""溪"有缘也。"处州十县九无城，唯一青田半条城"。其实早年青田亦称溪（青溪、芝溪），因为后来筑了城墙，所以称城。青田建县后（唐睿宗景云二年，即711年建县），县治一直设在鹤城镇（早年称县城、鹤城、芝城，后称城区）。古时青田有鹤，如南朝宋《永嘉郡记》记载："青田双白鹤，年年生子，长便飞去。"南朝梁元帝肃绎作《鸳鸯赋》："青田之鹤，昼夜俱飞。"唐·杜甫《通泉县署屋壁后薛少保画鹤》诗云："薛公十一鹤，皆写青田真。"北宋名人陈汝锡（青田城镇人）善诗文，著《鹤溪集》12卷。青田胜景太鹤山（原名青田山），位于城北，因古时白鹤栖息得名，相传叶法善在此练丹试剑，丹成得道，跨鹤升天而去。太鹤山有谢桥春晓、丹山溅玉、仙公问鹤、环翠朵秀、抚松听涛、滴露点易、混之试剑、望江舒啸等八景，各具风采，太鹤山的南面山脚就是县城，县城宽度仅250公尺，外面就是瓯江。

身为世代儒家文人的陈无择，处在"鹤"与"溪"之间的仙镜之中，帝王将相，文人墨客的攀崖、碑刻，激扬诗文对"鹤""溪"的赞美，都会深深地印入他的脑海，甚至每当作者站在太鹤山祖辈墓址前，扶松听涛，遥望瓯江之水向东流，亦会情不自禁地诵出："清溪古道士……只鹤骑上天"，因此陈无择取"鹤溪"为号亦不足为奇了。

陈无择年谱：

约北宋宣和三年（1121），出生于浙江青田。

南宋绍兴二十一年（1151），行医于浙江温州。

南宋绍兴三十一年（1161），著成《依源指治》。

南宋乾道九年癸巳（1173）至南宋淳熙元年甲午年（1174），著成《三因极一病证方论》

约南宋绍熙元年（1190），陈无择去世。

三、从医经历

陈无择籍贯为青田，但行医于温州，至少自1151年至1174年后期相当长的一段时间内，陈无择都生活在温州，从事医学理论研究和临床实践，著书立说，广收门徒，给宋代温州医学带来深远的影响，形成了以陈无择为首的"永嘉医派"。

（一）医德高尚，无分贵贱

陈无择遵从祖训行医济世，医德高尚，活人无数。据记载某年永嘉瘟疫，人人都畏惧与患病者同居或外出，陈无择却到患者家中为其诊疗，药食并给，晨夕所疗，绝无顾虑。家人都很担心陈无择的安危，他却说："吾职起疾，福祸由天，吾知尽吾职而顺吾天耳，余非所较也。"及疫势既平，而卒无恙，人皆感叹。陈无择精于岐黄之术，且无论患者贫富贵贱、亲疏远近，都一视同仁加以诊治。诊病时能通过诊脉察证判断人的生死预后，并用药石治疗病人之疾病，不求名利，宅心仁厚。何晓编著的《陈友芝医案·续集》，也记载陈无择高尚的医德，精湛的医技。书中说："先祖陈言幼时聪明好学，专务先世轩岐之业，博览群书，嗜学不倦，弱冠即悬壶济世。施治活人者众，后长期侨居温州。"而且陈氏祖训为："积金积书不如积阴德。"又言："不为良相，即为良医。"

此外，永嘉卢祖常是陈无择的朋友、学生，也是永嘉医派的重要成员，与陈无择过往甚密。他在所著《易简方纠缪》中描述了对陈无择的印象："先生轻财重人，驾志师古，穷理尽性，立论著方。其持脉也，有若卢扁饮上池水而洞察三因；其施救也，不假华佗剖腹刳肠而彻分四治。"真乃"吾乡良医也"。其寥寥数语，即生动地描绘出一位医学家德高技精的鲜明形象。

陈无择广泛的医事活动和精湛的医疗技艺，在温州赢得了很高的声望。例如，卢氏谓，"无择先生每念麻黄桂枝二汤，世人不识脉证者，举用多错"，因而制和气饮一方，马上就广泛流传开来，"夫先生岂小补哉？由是乡之富贵贫贱，皆所共闻；闾里铺肆，悉料出卖"，影响是很大的。

（二）治学严谨，广收门徒

卢祖常作为陈无择亦师亦友之人，陈卢的交往自然不会是一时半载的泛泛之交，卢氏《易简纠缪方》详细记载了陈无择治学及临床的情况："愚少婴异疾，因有所遇，癖于论医，先生每一会面，必相加重议，以两仪之间，四时之内，气运变迁，客主更胜，兴患多端，探赜莫至。"卢氏《易简纠缪方》详细叙述了陈无择创制养胃汤的经过和立意："一日，先生忽访，语及乡达余史君光远，不以平胃散为性燥，唯精修服饵不辍，饮啖康健，两典瘴郡，往返无虞，享寿几百。先生又悟局方霍香正气散、不换金正气散，祖于平胃，遂悟人身四时咸以胃气为本，当以正正气，却邪气为要，就二药中交互增加参、苓、草果为用。凡乡之冬春得患似感冒而非感冒者，秋之为患如疟而未成疟者，更迭问药，先生屡处是汤，随六气增损而给付之，使其平治而已。服者多应。"此方收于《三因极一病证方论》卷八。卢氏又谓，参苏饮"本名前胡散，专治劳心过度，气结痰饮作热，先生每每对证处用。多效，褒其名曰参苏饮"。参苏饮则收于《三因极一病证方论》卷十三。卢氏还谈到："先生尝以参苏饮二分，加妇人四物汤一分。"治用心过度发热，用者多应，"因以茯苓补心汤名之"。茯苓补心汤，见《三因极一病证方论》卷八。此外，陈无择对于方药向持谨慎，决不人云亦云。"圣散子"是由温热药物组成、用以治寒疫的著名方剂，苏东坡曾著文极力推崇，一时天下通行。苏东坡说，"时疫流行，平旦辄煮一釜，不问老少良贱各饮一大盏，则时气不入其门；平居无病，能空腹一服，则饮食快美，百疾不生"，盛赞其为"真济世卫生之宝也"。陈无择自有卓识，敢于提出异议。《三因极一病证方论》中，批评苏东坡的说法，指出"一切不问，似太不近人情"，并论及"辛未年（宋高宗绍兴二十一年，1151）永嘉瘟疫，被害者不可胜数"。反映出陈无择实事求是。

因此，元代医学家吕复评论："陈无择医，如老吏断案，深于鞫谳，未免移情就法，自当其任则有余，使之代治则烦剧。"此语对陈无择严守证治法度的治学态度是一个中肯的评价。

收徒授业，亦是陈无择在温州医事活动的重要内容之一，仅《三因极一病证方论》成书之后，先后就有七十余人。卢祖常评论"乡之从先生游者七十余子，类不升堂入室，惟抄先生所著《三因》一论，便谓学足，无病不治而去"。著名医家、《易简方》作者王硕，就是陈无择的入室弟子。此外，《三因极一病证方论·卷二》中，著有《太医习业》。《太医习业》以官比臣，以儒比医，说明医学必须具备的知识结构。详细地说明了医者之"五经三史""诸子百家"的具体书目。深刻论述了不读医药经典的危害性，并且阐述了许多学习方法，要求学医者必须认真学习医学经典，学习前人经验，学习本朝的名医大作，他认为这是圣上之意。从陈无择的《太医习业》来看，内容丰富，学习科目具体，道理浅显易懂，易于接受。他要求人们学习张仲景、华佗、孙思邈、王冰的学术经验，做一位医术精湛，医德高尚的大医。陈无择的《太医习业》主要受孙思邈《大医习业》之影响。对于继承和发扬岐黄之医学，推进中医发展皆起了重要的作用。

（三）医技精湛，影响深远

陈无择在温州的医事活动，给宋代温州的医学带来深远的影响。其入门弟子王硕著《易简方》，"前后活人不知其几"，而成为"后学指南"；刘辰翁评价，"自《易简方》行而四大方废，下至《三因》《百一》诸脏方废，至《局方》亦废……故《易简方》者，近世名医之薮也。四书者，吾儒之《易简方》也"（见《中国医籍考》）。《易简方》的许多内容，直接师承《三因极一病证方论》。自称早岁与王硕有"半面之交"的施发说，"王德肤作《易简方》，大概多选于《三因》"。王硕之后，有孙志宁的《增修易简方论》、卢祖常的《易简纠缪方》、施发的《续易简方论》、王暐的《续易简方脉论》，都围绕《易简方》开展学术争鸣，温州医学之盛，俨然形成一个"永嘉医派"。叶适为代表的"永嘉学派"，徐照、翁卷等"永嘉四灵"诗派，以及中国最早的戏曲"南戏"，在中国思想史、文学史上都占有光辉的一页，而"永嘉医派"足以与之相媲美，共同开创了温州文化学术空前繁荣的新局面，形成了温州历史的文化高潮。"永嘉医派"之源，即出自陈无择。

陈无择

著作简介

目前公认为陈无择撰写之书，包括《依源指治》《三因极一病证方论》《三因司天方》，以及可能为陈无择所撰的《纂类本草》《济阴举要》《海上方》等，以下对公认为陈无择的著作予以概要的介绍。

一、《三因极一病证方论》

《三因极一病证方论》（又名《三因极一病源论粹》），共计 18 卷，类分 180 门，收方 1050 余首，成书于宋乾道九年癸巳（1173）至淳熙元年甲午（1174）间。陈无择在《三因极一病证方论·料简诸疫证治》中说到："余……至癸巳复作此书。"又在《三因极一病证方论·序》中明确指出："淳熙甲午复与友人汤致德远、庆德夫，论及医事之要无出三因，辨因之初无逾脉息……傥识三因，病无余蕴。故曰医事之要无出此也。因编集应用诸方，类分一百八十门，得方一千五十余首，题曰《三因极一病源论粹》。"

陈无择继承了《金匮要略》的三因说，并作了进一步的发扬。认为"医事之要，无出三因"，"傥识三因，病无余蕴"，而辨识病因的主要依据是脉象。由此，建立起以病因、脉象为纲领的方剂学分类体系，同时体现出将"三因"落实于"方论"的思路。内容虽以医方比重为大，但整体结构却又处处显现出研究病因对于指导治疗和合理统率诸方的重要性。本书"三因"和"方论"是一个有机的整体。

此书在体例上，卷次井然，编写规范；文词典雅，义理简赅。其书安排章节的宏观结构是：卷一至卷七是以外感六淫为主的外所因性疾病（五运六气在其中）；卷八至卷十四的前半部分，是以内所因性为主的疾病（比如脏腑寒热虚实诸病），其中但凡能分出三因的疾病必定分三因而论，这部分内容可归属大内科；卷十四的后半部分开始至本书十八卷结束，依次介绍外科、五官科、妇科、小儿诸病。其书论病的微观体例是：先是总论，其次是"外所因"之病，再次是"内所因"及不内外因之病。论述方法是以三因统诸病，从病证说三因。六淫之邪所造成的病证，一般讲其病因是比较单纯的，所以第二至第七卷所述诸病证，都统于"外所因"之下。有些病证，其病因比较复杂，则病证之中再分析其病因。如"失血"一证，就分"外因衄血""内因衄血""不内外因衄血""三因衄血"；"心痛"一证，就分"外所因心痛""内所因心痛""不内外因心痛""三因心痛"；"咳嗽"分"外因咳嗽""内因咳嗽""不内外因咳嗽"；"腰痛"分"外因腰痛""内因腰痛""不内外因腰痛"等。

具体内容为：卷一至卷二的前三分之一内容为总论部分，主要论述"三因"学说、脉学及病因辨证在"脉病证治"中的重要地位和作用等。卷二部分至卷七为外所因疾病，首叙《外所因论》一篇，总述六淫致病特点，各论包括"中、伤风寒暑湿、瘟疫、时气，皆外所因"，属外感病邪所致，故合为一大类，约占全书内容的三分之一，建立了较为完整系统的外感疾病诊疗体系。

卷八始论述内所因疾病之脉病证治因，包括五脏六腑虚实寒热诸证、痼冷积热、五积六聚、息积、五劳、六极、七气、五膈等病证，另卷九的胸痞、健忘、狂证及卷十的惊悸均为单纯内所因所致。

至于不内外因及其所致疾病的脉、病、证、治，《三因极一病证方论》只是在总论即卷二《三因论》中概述了其所涉范围，即"其如饮食饥饱，叫呼伤气，尽神度量，疲极筋力，阴阳违逆，乃至虎狼毒虫、金疮踒折、疰忤附着、畏压溺等有背常理，为不内外因"。由于不内外因，均为有背常理之事，病因较为明确，不像六淫、七情需要详加分辨，故在各论中并未设置详细的专论。只是从卷九开始多数疾病涉及不内外因，这些疾病包括内、外、妇、儿、五官等各科病证约 160 多种，除卷九的劳瘵、疰忤、中恶、中虫、五绝，卷十一的口气，卷十二的九虫，卷十三的虚损等病为单纯的不内外因所致外，其余疾病从病因学的角度看，均较为复杂，非单纯某一类病因所致，大多涉及三因，或者三因中任何一因均可导致该病，或者三因中两因、三因相兼而导致该病。

《三因极一病证方论》的现存主要版本：古代刻本，有南宋刻配补元麻沙复刻本、元刻本、四库全书本、清光绪二十三年青莲花馆刊本。近代刻本，则有 1920～1927 年上海文瑞楼石印本、1934 年上海鸿章书局石印本、1957 年人民卫生出版社铅印本等；国外刻本则有：日本宽文二年（1662）刊本、日本元禄六年（1693）越后刊本、日本文化十一年（1814）石田治兵卫刊本。此外，还有清代手抄本多种。

二、《依源指治》

《依源指治》，共计 6 卷，成书于宋绍兴三十一年辛巳（1161），该书载于《三因极一病证方论·序》中："余绍兴辛巳为叶表弟桷伯材集方六卷，前叙阴阳病脉证，次及所因之说，集注《脉经》，类分八十一门，方若干道，题曰《依源指治》。伯材在行朝，得书欲托贵人刊行，未几下世遂已。"《三因极一病证方论·料简诸疫证治》中也载："辛巳年余尝作《指治》。"《指治》即《依源指治》。

虽《依源指治》未得刊行，但从书名也可看出这是有关依据疾病病因进行治疗的专书，是临床常用方剂的汇编。全书分 81 门，先述阴阳、疾病、脉象、病证，其次病因，还集注了《脉经》的内容。刘时觉等人比较《三因极一病证方论》和《依源指治》两书的内容及时间先后的发展过程，认为《依源指治》是《三因极一病证方论》的初稿本或雏形。

三、《三因司天方》

《三因司天方》一书，是清嘉庆年间缪问（字芳远），将姜体乾氏所藏的"宋板陈无择《三因司天方》"加以书论而著成的，在《三因司天方·自叙》中对此亦有记载："见吾邑姜体乾先生治病神效……后登堂造请，乃出宋板陈无择《三因司天方》以示……因率笔书论一十六首。"

原书无图，缪问附图，约略有五运图、五运主运图、天地六气之图、六气主气图、二十四气图、逐年客气图、司天在泉间图、天符图、岁会图、同天符岁会图、五运太少齐兼化图、南北政之图等 12 幅，即缪氏自叙中所言"绘图作论以发明其意"之谓。

《三因司天方》中所谓"司天方原叙"及"六气论原叙"实即《三因极一病证方论》卷五之"五运论"及"六气叙论"，因此《三因司天方》中的这两个原叙可以理解为叙论之叙。宋人重视五运六气也是不争的事实，所以王象礼等在《陈无择医学全书》中指出："暂时还不能排除这样一种可能，即宋时就有《三因极一病证方论》中的运气内容的抽印本存世。"

陈无择

学术思想

一、学术渊源

（一）受儒家治学思想影响重视医学经典

1. 确立医学之诸子百家

陈无择在《三因极一病证方论·卷二·太医习业》中，将为儒与为医做比较，明确提出儒家的经典为"五经三史""诸子百家"，而"医者之经"则为《素问》《灵枢》；医之"史书"则为"诸家本草"；医之"诸子"为《难经》《甲乙》《太素》《中藏》，医之"百家"为《鬼遗》《龙树》《金镞刺要》《铜人》《明堂》《幼幼新书》《产科保庆》等。

他重点强调了经典对于为儒及为医的重要作用。"儒者不读五经，何以明道德性命，仁义礼乐；医不读《灵》《素》，何以知阴阳运变，德化政令"；"儒不读诸史，何以知人材贤否，得失兴亡；医不读本草，何以知名德性味，养生延年"；"儒不读诸子，何以知崇正卫教，学识醇疵；医不读《难》《素》，何以知神圣工巧，妙理奥义"；"儒不读百家，何以知律历制度，休咎吉凶；医不读杂科，何以知脉穴骨空，奇病异证"。

同时，陈无择还认为，为儒为医均需广博的知识，并提出知识应由博返约。"然虽如是，犹未为博，况经史之外，又有文海类集，如汉之班、马，唐之韩、柳，及我大宋，文物最盛，难以概举"。"医文汉亦有张仲景、华佗，唐则有孙思邈、王冰等，动辄千百卷，其如本朝《太平圣惠》《乘闲集效》《神功万全》备见《崇文》，《名医别录》岂特汗牛充栋而已哉"？"使学者一览无遗，博则博矣，尚未能反约，则何以适从。予今所述，乃收拾诸经筋髓，其亦反约之道也。读医方者，当推上圣养民设教为意，庶不负于先觉也"。

2. 尊崇儒家治学之法并引入医学

宋儒治学方法，对宋士大夫编撰医书的影响甚大。研究医学经典著作时，注重阐发其内在的辨治规律。陈无择在儒家"明体达用"治学之法的影响下，将其引入医学中，把学习医学需掌握的"五科七事"概括为"读《脉经》，看病源，推方证，节本草"，并明确提出"名、体、性、用"四字以明之。

陈无择在《三因极一病证方论·卷二·五科凡例》中，将医书、学医及诊断治疗疾病的全过程，高度概括为四个字，即"四科"：脉、病、证、治，再加一"因"字即病因，为"五科"，将病因一分为三，即"内因""外因""不内外因"，加上"四科"合为"七事"。同时强调病之三因："凡学医，必识五科七事。五科者，脉病证治，及其所因；七事者，所因复分为三。故因脉以识病，因病以辨证，随证以施治，则能事毕矣。故经曰：有是脉而无是诊者，非也。究明三因，内外不滥，参同脉证，尽善尽美。"

"五科七事"中"凡学脉"，提出学习脉诊的要求为："必先识七表八里九道名体证状，了然分别，然后以关前一分应动相类，分别内外及不内外。又须知二十四脉，以四脉为宗，所谓浮沉迟数，分风寒暑湿，虚实冷热，交结诸脉，随部说证，不亦约乎。""五科七事"中"凡审病"，提出审查病因的要求为："须先识名，所谓中伤寒暑风湿瘟疫时气，皆外所因；脏腑虚实，五劳六极，皆内所因；其如金疮踒折，虎狼毒虫，涉不内外。更有三因备具，各有其名，所谓名不正则言不顺，言不顺则事不成，学不可不备。""五科七事"中"凡学审证"的要求为："须知外病自经络入，随六经所出，并营输源经合各有穴道，起没流传，不可不别。内病自五脏郁发，证候各有部分，溢出诸脉，各有去处。所谓上竟上，头项胸喉中事也；下竟下，腹肚腰足中事也。"五科七事"中"凡用药"的要求为："须熟读本草，广看方书，雷公炮炙，随方过制，汗下补吐，轻重涩滑，燥润等性，量病浅深，饮服多寡，五德五味，七情八反，升合分两，朝代不同，一一备学，将欲对治，须识前后。故经曰：先去新病，病当在后。""五科七事"中"凡治病"的要求为："先须识因，不知其因，病源无目。其因有三，曰内，曰外，曰不内外。内则七情，外则六淫，不内不外，乃背经常，《金匮》之言，实为要道。《巢氏病源》，具列一千八百余件，盖为示病名也，以此三条，病源都尽，不亦反约乎。"陈无择强调学医既需明"五科"，而每科又须识其要："脉有浮沉迟数，病有风劳气冷，证有虚实寒热，治有汗下补吐，若于三因推明，外曰寒热风湿，内曰喜怒忧思，不内外曰劳逸作强，各有证候，详而推之，若网在纲，有条不紊。"

陈无择还将"名体性用"引入到医学的研究与应用中，用以概括医之脉病证治。指出："凡古书所诠，不出脉病证治四科，而撰述家有不知此，多致显晦，文义重复。要当以四字类明之，四字者，即名体性用也。如脉，浮则为名，举有余按不足为体，为风为虚曰性，可补可汗曰用；如病，太阳伤风为名，感已啬啬为体，恶风自汗为性，传变经络为用；如证，太阳风证为名，头项疼腰脚痛为体，不与诸经滥为性，候其进退为用；如治，药桂则为名，出处形色为体，德味备缺为性，汗下补吐为用。以此推之，读脉经，看病源，推方证，节本草，皆用此法，无余蕴矣。"

（二）秉承《黄帝内经》《金匮要略》病因学思想

1. 三因学说产生的背景和基础

中医对病因探究的历史悠久，源远流长。早在远古时期，就已经有了关于病因的认识。远在殷商时期，民智未启，巫医认为疾病的原因非天神所降，即人鬼所祟。在出土的甲骨文中，即有"贞疾齿，邗于父乙"的记载，意谓殷王武丁病齿，乃其亡父小乙作祟，故致祭以求愈。但在殷墟甲骨文中还有"育子疾""雨疾"等，说明当时巫医对病因的认识已不全为迷信思想所囿。后来，由于生活经验的不断丰富，先民对病因已有许多正确认识。如《礼纬·含文嘉》有云："燧人氏始钻木取火，炮生而熟，令人无腹疾。"《韩非子·五蠹》亦云："民食果瓜蚌蛤，腥臊恶臭，而伤肠胃，民多疾病。有圣人作，钻燧取火，以化腥臊。"这些都反映出当时人们已认识到生食与胃肠病的关系。

西周时期，随着生产力的发展和社会的进步，人们已经观察到天象、季节、气候及某地区的特殊自然地理环境因素等与疾病的发生有着密切的关系。如《周礼》："春时有痟首疾，夏时有痒疥疾，秋时有疟寒疾，冬时有嗽上气疾。"指出因不同季节的气候特点，可造成不同的流行病和多发病。《礼记》还记载："孟春行春令，则民大疫。""季春行夏令，则民多疾疫。"说明气候的反常，如不至而至，至而不至，至而太过，至而不及，是造成疫病流行的主要原因。

春秋时期，由于巫医没落医学分科，逐渐出现了中医病因学说的萌芽。如郑国的子产认为，疾病乃"出入、饮食、哀乐之事也"，与鬼神无关；齐国的晏婴认为，"纵欲厌私"每多致病；管仲也说"苛病，失也"，当"守其本，不能恃诸巫"（《吕氏春秋·知接》）。《左传·襄公七年》还有"国人逐瘈狗"记载，说明当时对狂犬病的病因已有一定的认识。这一时期最为突出的病因认识当属医和的"六气致病说"，即"阴、阳、风、雨、晦、明"为引起疾病的"六气"。他说："六气，曰阴、阳、风、雨、晦、明也。分为四时，序为五节，过则为灾。阴淫寒疾，阳淫热疾，风淫末疾，雨淫腹疾，晦淫惑疾，明淫心疾。"（《左传·昭公元年》）这一学说，为后世的六淫致病和劳伤思虑致病等中医病因理论的成熟与发展奠定了基础。

战国至秦汉时期，出现了人类认识史上的第一次大综合思潮的鼎盛时期，诸子百家，学术纷争，呈现出一派学术繁荣的景象，为医学的发展，提供了丰富的学术背景，中医学取得了长足的发展和突破性的成就，传统病因学术体系也初具规模，如《黄帝内经》中提出以阴阳为纲，对病因分类的"阴阳二分法"，以及以发病原因与发病部位相结合的病因的"三部"分类法；汉·张仲景在《黄帝内经》病因分类法的基础上，根据各种病因的致病途径、传变规律，并结合致病部位，在《金匮要略》中将病因分为三类（三条），提出"病因三条（三途径）说"；梁·陶弘景结合疾病分科归类，提出"病因三条说"；晋·葛洪《肘后备急方》，其内容虽以诊断为主，但对露卧得病、食饮中毒、水气之毒、百药所中伤等病因理论的论述，无不具有新意，在病因方面也有不少新论；隋·巢元方在我国第一部病因、病理、证候学专著《诸病源候论》中，记述了包括内、外、妇、儿、五官各科病证，并论述了各科疾病的病因、病理与证候，是我国传统中医学中最早、最具规模的、最全面系统的证候分类著作。尤其是该论著中的系统化的证候分类，为中医学病因说的系统化和具体化提供了实用性的典范。以上病因学的认识均为日后陈无择"三因学说"的提出奠定了基础。

2. 三因学说对经典病因理论的继承与发展

中医病因学病因分类法，经历了由《黄帝内经》的"阴阳二分法""三部分类法"的形成，到《金匮要略》的"三途径分类法"直至陈无择《三因极一病证方论》的"三因分类法"的基本定型，经历了一千多年的发展时间，就其分类依据和原则而言，这四种病因分类法各有特色和侧重。

（1）《黄帝内经》病因分类的方法

①阴阳二分法

《黄帝内经》的"阴阳二分法"，是《素问·调经论》中提出的："夫邪之生也，或生于阴，或生于阳。其生于阳者，得之风雨寒暑。其生于阴者，得之饮食居处，阴阳喜怒"，此病因分类是以阴阳为纲，将病因分为内伤

（阴）、外感（阳）两大类，分类的具体内容为，属阳的为外来之"风雨寒暑"，属阴的为内在之"饮食居处、阴阳喜怒"。这种分类方法，以阴阳为纲将病因分为外感、内伤两大类，内外分明，简明扼要，但将饮食居处与七情内伤归于一类，又偏于笼统。

②三部分类法

《黄帝内经》中的另外一种分类法，即"三部分类法"，源自于《灵枢·百病始生》："夫百病之始生也，皆生于风雨寒暑，清湿喜怒，喜怒不节则伤藏，风雨则伤上，清湿则伤下。"其分类原则是将病因与发病部位相结合，具体病因分类：将源于"天"的"风雨寒暑"等邪所中，归于"上部"病因；将源于天地之间的人为生活因素，如喜怒、饮食、起居等失调等，归于"中部"病因；将源于"地"的"清湿"邪气所伤归于"下部"病因，特别是"清湿"病因为后世医家所重视，清湿虽亦属外邪，但与伤上之风雨所致疾病不同，彼即外感热病，此则为"杂病"。张从正在《儒门事亲》中依据此种分类原则，将邪分而为三，曰天邪、地邪、人邪，所致疾病各有特点，祛邪途径亦不同。这种三部分类之法，是病因自然的分类，病因来源是其本质属性，避免了阴阳分类非稳定性和无序性的缺陷。

这种病因结合发病部位的三部分类法，虽然分成了三类，但在病因的涵盖上不完全，只有外感、内伤七情，缺乏其他的病因。而且在部位划分上也不尽合理，比如风雨寒暑清湿，不仅伤及上下，亦可伤及内脏即由外传内。

（2）《金匮要略》中三途径分类法

"三途径分类法"源自于《金匮要略·脏腑经络先后病脉证》："客气邪风，中人多死，千般疢难，不越三条：一者，经络受邪入脏腑，为内所因；二者四肢九窍，血脉相传，为外皮肤所中也；三者，房室金刃虫兽所伤。以此详之，病由都尽。"这种分类是将病因和发病途径相结合。分类具体内容为：内所因，经络受邪入脏腑；外皮肤所中，四肢九窍，血脉相传；其他途径，房室、金刃、虫兽所伤。这种将病因与发病途径相结合，分为内、外、其他三大类，有其合理之处。但《金匮要略》三分法的标准并非同一，"一者经络受邪入脏腑"，与"二者四肢九窍，血脉相传，壅塞不通"，是按"客气邪风"中人之深浅的标准划分，"三者房室金刃虫兽所伤"之划分，又是按是否"客气邪风"伤人而划分的。

有学者认为，张仲景的病因三途径说，即"病因三条说"，实际上是一种"二因三途径说"，这种分类法是对于疾病传变途径的一次较全面的分类，重在结合致病部位说明病因致病的不同途径。但究其病因的类别而言，仅涉及外感和他犯（不内外因）两大类，未涉及内伤情志类病因。这种病因分类法，对后世病因学的发展虽然产生了较大的影响，但其本身并非"三因学说"的前身或雏形。

（3）《三因极一病证方论》中三因分类法

陈无择总结前人有关病因学知识，特别是在其奉为"要道"的《金匮要略》"病因三条（三途径）说"的影响下，在其病因学专著《三因极一病证方论》中首先提出了"三因论"即"三因学说"。《三因极一病证方论·卷二·五科凡例》："凡治病，先须识因，不知其因，病源无目。其因有三，曰内，曰外，曰不内外。内则七情，外则六淫，不内不外，乃背经常。"首次将导致疾病的致病因素归纳为内因、外因、不内外因，统称为"三因"。并在《三因极一病证方论·卷二·三因论》中具体指出："六淫者，寒暑燥湿风热是；七情者，喜怒忧思悲恐惊是。若将护得宜，怡然安泰，役冒非理，百疴生焉……然六淫，天之常气，冒之则先自经络流入，内合于腑脏，为外所因；七情，人之常性，动之则先自脏腑郁发，外形于肢体，为内所因；其如饮食饥饱，叫呼伤气，尽神度量，疲极筋力，阴阳违逆，乃至虎狼毒虫，金疮踒折，疰忤附着，畏压溺等，有背常理，为不内外因。"《三因极一病证方论·卷二·五科凡例》亦云："所谓中伤寒暑风湿、瘟疫、时气，皆外所因；脏腑虚实，五劳六极，皆内所因；其如金疮踒折、虎狼毒虫，涉不内外。"

　　由上可见，陈无择三因病因学说由此正式阐明，并据此以统属疾病，将六淫之邪、瘟疫、时气等归为外因；七情所伤归为内因；非六淫、七情之致病因素则归为第三类病因，即不内外因。这种分类原则，是将病因与发病途径、发病部位相结合，具体分类内容为：外因，六淫、瘟疫、时气；内因，七情；不内外因，饮食劳逸、跌仆金刃、虫兽所伤等。这种以致病因素为主，将病因、病位与发病途径三者相结合的病因分类方法，特别是将七情内伤单独列为一大类，使病因分类更趋科学合理，奠定了中医病因学理论的基本框架，对后世影响较大，现代中医对病因的分类，仍然基本沿用此法。

3. 四种病因分类比较

　　四种病因分类方法，从分类的原则依据、分类内容来看，虽然各有特色和侧重，但归纳和总结起来不外以下两种分类法：一种是发病途径部位分类，一种是发病因素分类，也可以称作"三途径部位分类"和"三因分类"。《灵枢》的"三部分类"、《金匮要略》的"三途径分类"属于"三途径部位分类"；《素问》的"阴阳二分"与《三因极一病证方论》的"三因分类"即为"三因分类"。

　　发病途径、部位的分类，以《灵枢》的"三部分类"为肇端，是依据不同病因的来源，以及对人体内外上下不同部位的亲和性进行分类，是《黄帝内经》天人相应病因观的体现，为之后病因分类的演绎奠定了一定的基础。张仲景从病邪的发病传变途径和病变部位为依据，将病因分为三大类，但从纯粹病因的角度看，只有两类，即外感六淫和其他病因两类；从所及部位来看，也是两大部位，即体表经络（外部）与体内脏腑（内部）。

张仲景这一病因分类，重在强调外感六淫发病途径与犯及部位，虽然也属于三分病因，为后世的病因分类奠定了基础，但与后世三因分类法有着本质不同。

发病因素分类，即单纯病因分类，溯源于《素问》的"阴阳二分"，其中暗含了后世"三因分类"的内容，是"三因分类"的雏形。陈无择《三因极一病证方论》的"三因学说"，既吸取了《黄帝内经》"阴阳二分"，即单从病因分类的特点，又从一定程度上弥补了其将内因七情与饮食劳倦、跌仆损伤等其他病因合为一类的缺陷；既吸取了《金匮要略》"三途径、部位分类"的外感病邪传变规律的特点，又对张仲景"三途径分类"缺乏内伤七情类病因及其传变途径有所补充。且张仲景之三因，以客气风邪为主，以脏腑经络分内外：外因为邪中皮肤、四肢九窍，血脉相传，壅塞不通；内因为经络受邪，直中脏腑；不内外因为房室、金刃、虫兽灾伤。陈无择之三因，以天人表里立论，以邪从外来、内生分内外：外因为感受六淫邪气，内因为七情所伤，不内外因为饮食、房室、跌仆、金刃所伤，并明确指出了不同病因有好犯人体不同部位和传变趋向、规律不同的特点，从而使病因学的分类更加具体，更趋于合理。

二、学术特色

（一）从天人合一的角度认识人体脏腑

陈无择从天之五行六气论人身之脏腑，在其《三因极一病证方论·卷之二·脏腑配天地论》中，首先提出了天人同源的理论，言"形而上者谓之天，形而下者谓之地，介于其两间者谓之人。人受天地之中以生，莫不禀二气以成"。

其次，陈无择在天人同源的基础上，又指出天人之间是同象的，"是以六气纬空，五行丽地，人则默而象之。故足厥阴肝居于巳，手厥阴右肾居于亥，巳亥为天地之门户，故风木化焉……足太阳膀胱居于辰，手太阳小肠居于戌，辰戌为七政之魁罡，故寒水注焉。此三才应奉，二气相须，不刊之说，如指诸掌"。

而且，天人之间有着共同的运动规律，"至于五行六气，第相资生，亦莫不有自然之序。如厥阴风木生少阴君火，君火生太阴湿土，湿土生少阳相火，相火生阳明燥金，燥金生太阳寒水，顺天道而右旋，所谓运行也……夫木火土金水，此乃常度，人皆知之；至于风暑湿燥寒，谓之揆度，鲜有能明其状者。故以木比风，以火比暑，以土比湿，以金比燥，以水比寒，仍以上下二气而配手足三阴三阳，则谓之奇度。又况五行各各不同，有正气，有太过，有不及"，"天地气化既然，人之脏腑亦然，感而为病，或外邪，或本气，或禀赋，必当类推，随三度而调之"。

因此，陈无择的脏腑配天地论，是把人与自然界看作一个整体，天人之间是同源的，天人间有着共同的运行规律，并对五行相生的规律进行了阐述，在这个基础之上，强调认识人体脏腑和疾病，要考虑天地气化的关系，从外邪、本气及禀赋三个角度进行认识和治疗。

（二）以三因学说为核心构建病因学框架

陈无择在继承《黄帝内经》《金匮要略》《肘后百一方》等病因学成就的基础之上，开创了以单纯的病因分类法为主，结合发病途径与发病部位的病因学系统研究方法的先河，对后世病因学的发展产生了深远的影响。

病因是一个十分抽象的概念，是因果规律作为方法论在中医学中应用的结果，反映了中医学对疾病本质有了更深的认识。而中医学病因概念形成的标志，是表达"导致疾病发生的原因"含义的"因"或"病因"一词的出现，而且作为一个学科的基本概念，其内涵、外延固定，符合上述条件的因字用法，直到陈无择《三因极一病证方论》才出现。《三因极一病证方论》中的"因"，即为"导致疾病发生的原因"之义，其内涵明确、固定。其外延在该书《三因论》讲得很清楚，包括六淫（外因），七情（内因），其他如饮食饥饱、劳倦过度、房劳、外伤等（不内外因）。总之，《三因极一病证方论》中的"因"是具有明确内涵、外延的病因概念。

在《三因极一病证方论》中，"因"作为病因概念，与脉、病、证、治等几个概念共同构建了一个诊断治疗体系。如《五科凡例》："凡学医，必识五科七事。五科者，脉病证治及其所因；七事者，所因复分为三。"全书的内容安排亦是首先用三因分类疾病，然后每病之下使用脉、证分析病因，再用病因确定治疗方法。其中，病因概念和三因说，是构成脉、病、证、治、因体系的核心内容，发挥了其体系化的作用。"三因学说"的提出，对中医病因学的发展产生了巨大的作用，现代中医病因学体系，仍以陈无择的三因分类为基础，只是多了"病理产物"。虽然《三因极一病证方论》中未明确提出病理产物的致病因素，但在各科病证的脉病证治因论述中，常常论及三因在致病过程中必将影响脏腑经络之正常生理功能而造成的病理变化，并由此产生病理性产物如痰饮、瘀血等，陈无择亦认为这些产物也是"病之所因"。因此，"三因学说"的病因学分类体系框架，是中医病因学基本理论走向成熟，并定型化的标志。

（三）三因学说对三因的认识与创见

1.三因之中对外所因六淫的认识

（1）首提六淫之名

陈无择首提"六淫"之名称。《三因极一病证方论·三因论》中云："六淫者，寒暑燥湿风热。""然六淫，天之常气，冒之则先自经络流入，内合于脏腑，为外所因。"因此"六淫"是指自然界客观存在的六种不同气候的变化类型，即六种外感病邪的总称。《素问·至真要大论》称之为"六气"，指出"夫百病之生也，皆生于风寒暑湿燥火，以之化之变也"。但"六气"

在《内经》中亦可视作正常状态。此外，《灵枢·决气》中，又指人体的精津液气血脉等六种基本物质，因此单独使用时难以决断其具体含义。《三因极一病证方论》则概名为六淫，淫者不正、过度、非常之谓，一字之改，直接而本质地揭示出其致病特征，不复与相关概念混淆，确是创造性的发展，至今仍予沿用。

关于"六淫"的具体内容，《三因极一病证方论》为"寒、暑、燥、湿、风、热"，而《素问·天元纪大论》为"寒、暑、燥、湿、风、火"，陈无择之"六淫"用"热"不用"火"，有其一定的客观依据。首先，从陈无择"分别三因，归于一治"的学术观点来看，"热"相比"火"更切合临床实际，且后世医家亦有遵从此种说法者。如宋·施桂堂的《察病指南》，及清·黄元御《伤寒说意》中所述的六淫内容，均论及"热"而无"火"；另外，"火"与"热"的含义有所不同，"热"为邪气，而"火"除邪气之外，还指药物饮食气味以及人体正气的含义。如《素问·阴阳应象大论》"壮火之气衰，少火之气壮"，中"壮火"指气味峻猛的药食，"少火"指气味温和的药食；明·张介宾《类经·阴阳类》："火，天地之阳气也。天非此火，不能生物；人非此火，不能有生。"将属于人体正常概念范畴的火称为"少火"，"少火生气"，即指人体内正常的火是具有温煦生化作用的阳气，而异常亢奋的病理之"火"才是致病因素，即"壮火食气"。因此，《三因极一病证方论》中"六淫"言"热"不言"火"，更符合"火""热"之本意，于临床更具实际意义。

同时，陈无择在"分别三因，归于一治"的学术观点影响下，将"六淫"约为"四气"，然后再与"四时"相合，《三因极一病证方论·外所因论》："夫六淫者，寒、暑、燥、湿、风、热是也。以暑热一气，燥湿同源，故《上经》收而为四，即冬伤寒，春温病；春伤风，夏飧泄；夏伤暑，秋痎疟；秋伤湿，冬咳嗽。此乃因四时而序者，若其触冒，则四气皆能交结以病人。"依据"暑热一气，燥湿同源"的原则，将暑热合为一气与夏季相合，燥湿合为一气与秋季相合，将六淫之气约为"四气"，并引用《上经》之文强调不同季节易感之邪，且提及了有先感而不发病，伏邪而后发病之特点。

（2）六淫变化本于风

陈无择在"六淫"之中重视风邪，认为六淫之变化本于风邪。《三因极一病证方论·外所因论》："夫六淫者，寒、暑、燥、湿、风、热是也。以暑热一气，燥湿同源，故《上经》收而为四……此乃因四时而序者，若其触冒，则四气皆能交结以病人。"又曰"以寒暑风湿（四气）互络而为病因，初不偏胜于暑也，咳论以微寒为咳，热在上焦咳为肺痿，厉风所吹，声嘶发咳，岂独拘于湿也。由是观之，则知四气本乎六化，六化本乎一气。"陈无择认为，六淫与季节气候密切相关，根据春、夏、秋、冬四季，把六淫约为"四气"，即风为春之气，暑热为夏之气，燥湿为秋之气，寒为冬之气，所谓"四气本乎六化"。六气的变化，又都源于风邪一气，即所谓"六化本乎一气"。

风邪还兼夹其他邪气共同致病。《三因极一病证方论·外所因论》又云："所谓风寒、风温、风湿、寒湿、湿温，五者为并。风湿寒、风湿热，二者为合，乘前四单，共十一变，倘有所伤，当如是而推之。"即风邪既能单独致病。也常常兼夹它邪一种或两种而致病。六淫邪气的十一种致病组合（变化）中，有六种离不开风邪，所以风为六淫之首。

陈无择又将"中风"列为全书各论的第一篇，强调"中风"当"推为百病之长"。如《三因极一病证方论·叙中风论》曰："夫风为天地浩荡之气，正顺则能生长万物，偏邪则伤害品类。"风，泛指风寒暑湿燥热六气，正常情况下为人类生存不可缺少的气候变化，但在一定条件下，则可变为致病因素侵害人体。"盖风性紧暴，善行数变，其中人也卒，其眩人也晕，激人涎浮，昏人神乱。故推为百病之长。圣人先此以示数，太医编集，所以首论中风也。"

（3）六淫之邪的致病形式和致病程度

《三因极一病证方论》对六淫致病的见解，首先是可以单独或相兼为患，有"单""并""合"的区别；而致病的强弱程度，有"轻则为伤，重则为中"的区别，以及伤人"渐、顿、浅、深"的层次，并逐次讨论了中或伤于风寒暑湿引起的八种疾病的证治。

《三因极一病证方论·外所因论》："夫六淫者，寒暑燥湿风热是也。以暑热一气，燥湿同源，故《上经》收而为四……此乃因四时而序者，若其触冒，则四气兼能交结以病人……所谓风寒、风温、风湿、寒湿、湿温，五者为并。风湿寒、风湿温，二者为合。乘前四单，共十一变。倘有所伤，当如是而推之。"陈无择认为六淫之中，暑热可以合为一气，燥湿二淫，反映湿度，同出一源，故六淫可约而为四。因此，六淫中主要讨论风寒暑湿伤人的单并合，四气既可单独致病，即所谓"四单"；相兼者，则以两淫相兼致病为并，即所谓风寒、风温、风湿、寒湿、湿温五者为并；三邪共病为合，即所谓风湿寒、风湿温"二合"。因此六淫中人的方式有十一种情况，即"四单""五并""二合"，共"十一变"。陈无择认为，外感六淫邪气致病，若从所感受病因进行分析，总不出上述十一种类型，如"四单"所致病证如伤风证、中风证、伤寒证、中寒证、伤暑证、中暑证、伤湿证、中湿证等；由"并"所致的病证如寒湿证、风湿证等；由"合"所致的病证如风寒湿证、风湿温证、痹证、历节病、脚气病等。

此外，陈无择对六淫致病的强弱程度也有自己的见解，有"轻则为伤，重则为中"的区别，以及伤人"渐、顿、浅、深"的层次。《三因极一病证方论·（中风）料简类例》："人之冒风也，轻则为伤，重则为中。"《三因极一病证方论·叙痹论》："夫风湿寒三气杂至，合而为痹……三气袭人经络，入于筋脉、皮肉、肌肤。久而不已，则入五脏……又六腑各有俞，风寒湿中其俞，而食饮应之，故循俞而入，各舍其腑。"《三因极一病证方论·历节论》："夫历节，疼痛不可屈伸，自体尪痹，其肿如脱，其痛如掣，流注关节……皆以风湿寒相搏而成。"《三因极一病证方论·叙脚气论》："夫中风寒暑湿与脚气，皆渐、顿、浅、深之不同。中风寒暑湿，得之顿而浅；脚气，得之渐而深。以其随脏气虚、实、寒、热发动，故得气名。"陈无择认为，外感六淫邪气致病，有久暂轻重之分，即"轻则为伤，重则为中"。重中之轻者，"得之顿而浅"；重中之重者，"得之渐而深"。从《三因极一病证方论》构建的外感六淫疾病系统来看，陈无择是将外感六淫所致病证按轻重浅深之不同划分为三个层次、三大类型分别加以介绍的。

（4）对于疫疠之气的认识

《三因极一病证方论·卷之六》中的《叙疫论》《四季疫证治》《料简诸疫证治》《凡例》等篇，专门对"疫疠之气"进行了阐述。

陈无择称"疫疠之气"为"疫""天行"，而由疫疠之气导致的疾病则称之为"疫病""天行之病"。《三因极一病证方论·料简诸疫证治》中，对疫病的发病与流行原因进行了论述："凡春分以前，秋分以后，天气合清寒，忽有温暖之气折之，则民病瘟疫；春分以后，秋分以前，天气合湿热，忽有清寒之气折之，则民病寒疫……每年遇有不正之气……假如冬合寒，时有温暖之气，则春必患温疫；春合而温，而有清凉之气，则夏必患燥疫；夏合热，而有寒气折之，秋必病寒疫；秋合清，而反淫雨，冬必病温疫。""疫之所兴，或沟渠不泄，畜其秽恶，熏蒸而成者，或地多死气，郁发而成者。"认为疫疠的发病和流行原因，与气候异常因素、饮食卫生及自然界中的特殊有害之气等有关。

《三因极一病证方论·叙疫论》中，对"疫病"的强烈传染性有深刻的认识："夫疫病者，四时兼有不正之气……一方之内，长幼患状，率皆相类者，谓之天行是也。""其天行之病，大则流毒天下，次则一方一乡，或偏着一家，悉由民庶同业所召……天地既有斯害气，还以天地所生之物而防备之。"《三因极一病证方论·卷之六·凡例》亦曰："与夫一方相染，长幼同病，即当作疫治。"

陈无择对"疫病"病因的认识，秉承《黄帝内经》及《诸病源候论》的"疫病""疫疠"论。其对"疫病"的发病特点、强烈传染性有明确的认识，意识到与"天地既有斯害气"有关，但尚未阐明此"害气"与自然气候因素，如风、寒、暑、湿有何区别。至后世吴又可的《温疫论》问世，对"疫疠"提出了新的认识，即疫病并不单纯是由气候因素而致，而是另有病源，即如其《温疫论》所言："夫温疫之为病，非风、非寒、非暑、非湿，乃天地间别有一种异气所感。"

（5）以外所因统论多种外感之病

陈无择之《三因极一病证方论》，在继承前人病因理论的基础上，明确提出"三因学说"，并依据于此学说统论疾病。就外因六淫而言，《三因极一病证方论·五科凡例》："所谓中伤风寒暑湿、瘟疫、时气，皆外所因。"故归合一类，以约占全书三分之一的篇幅，集中讨论了伤风、伤寒、伤暑、伤湿、中风、中寒、中暑、中湿、风湿、暑湿、湿温、风温、时行、疫病、痹、历节、脚气、疟、疝、痉、厥、破伤风、破伤湿等30余种疾证的因症脉治，构建起颇为完备的外感病系列，较之《伤寒论》等有着明显的扩充。这不仅是外感疾患前所未有的整理总结，更由于它在更高的层次上，以六淫概纳诸病，具有不言而喻的优越性，在相当长的历史时期内尚无过其右者。

此外，《三因极一病证方论·内所因论》中还提及："内所因惟属七情交错，爱恶相胜而为病……非外感淫邪，及故为背理者之比。"首次提出"外感"一词，这也是"外感"之称的最早文献记载。

2. 对伤寒及六经传变的认识

（1）对伤寒概念的认识

《伤寒论》问世后，唐代尚流传不广，至宋经过林亿等校正刊行，研究者随之日益兴盛，进行了相当规模的整理注释。一般而言，以《伤寒论》所述为广义伤寒，如《难经》所言："伤寒有五：有中风、有伤寒、有湿温、有热病、有温病。"伤寒有五之"伤寒"，系指广义的伤寒；五种之中的"伤寒"系指狭义的伤寒。又如，北宋庞安时《伤寒总病论·叙论》指出：感寒"即时成病"的伤寒，及"不即时成病"的温病、中风、湿病、风温等，"其病本因冬时中寒，随时有变病之形态耳，故大医通谓之伤寒焉"。

陈无择则持不同观点，如《三因极一病证方论·卷之四·伤寒辨正》："《内经》论伤寒，惟说足三阴三阳、六经传受、愈否日数……至张长沙以伊尹《汤液》作治法，兼述伤风暑湿等。详略不同，格量互显，使后学举隅而反。至晋不解其义，随行编集，遂行于世，此后蹈袭者不可胜计……虽有意于广传，皆未明其义类。"陈无择认为《伤寒论》以研讨具体的伤寒病为主，"兼述伤风暑湿"的目的是为了"格量互显"，对比鉴别，以便"举隅而反"，分别论治。又《三因极一病证方论·卷之四·叙伤风论》："经云：春伤风，夏飧泄，此乃四时之序也。或表中风在经络中，循经流注，以日传变，与伤寒无异。但寒泣血，无汗恶寒；风散气，有汗恶风为不同。仲景正以此格量太阳经伤寒、伤风用药不同，而纂集者不识门类，遂双编二证，使后学混滥，卒不知归……甚者以伤风、暑、湿、时气、疫疹，凡曰太阳病者皆谓之伤寒，晋人不经，类皆如此，固不足道。但名义乖错，惑于后世，不可不与之辨。"并在《三因极一病证方论·卷之四·叙伤寒论》中反复申辨《伤寒论》于"阳明、少阳与三阴经伤风证治，则蔑闻矣，故知仲景只就太阳一经格量二病，令勿互差。编集既不诠辨，后学懵无所知"。《三因极一病证方论·卷之四·伤寒传变次序》着重指出："至汉诸师，凡外所因皆曰太阳病，未为了义。"因此，陈氏认为《伤寒论》重点以论述人体感受风寒之邪所致的一系列病理变化及辨证施治，是以论述狭义伤寒为主的。

陈无择《三因极一病证方论》的外所因疾病，涵盖范围较为宽泛。其论外感疾病，完全从病因出发，以外感六淫邪气立论，认为寒邪作为六淫之一，与其他邪气处于平等地位，伤寒作为寒邪所致的较轻疾患，即使中风、中寒亦难于包含一切外感病邪。这种以六淫统率整个外感病分类方法具有正确反映外感病病因之全面性与客观性的优势，是一种既能将寒、温融于一炉、统于一体，又切合外感病临证实际的较为全面完备的外感疾病分类系统之雏形。正是由于他以六淫统率外感诸病，具有极强的概容性，无需要涉及伤寒广、狭二义的区辨，较好地解决了学术争论的困惑，确实是对外感病认识的重要发展。因此有学者提出，这一外感病学分类体系及诊疗方法系统，自《三因极一病证方论》问世后，并未引起"永嘉医派"以及后世外感病学各家的重视，否则，就不会有学术界长期而无休止的关于伤寒广狭之义纷争，也不会造成后世伤寒学派与温病学派长期分立并存，至今无法统一的局面。

（2）对六经传变提出自己的见解

《素问·热论》提出了外感发热疾病的传变规律："今夫热病者，皆伤寒之类也，或愈或死，其死皆以六七日之间，其愈皆以十日以上者，何也？不知其解，愿闻其故。岐伯对曰：巨阳者，诸阳之属也，其脉连于风府，故为诸阳主气也……伤寒一日，巨阳受之，故头项痛腰脊强。二日，阳明受之，阳明主肉，其脉侠鼻络于目，故身热目疼而鼻干，不得卧也。三日，少阳受之，少阳主胆，其脉循胁络于耳，故胸胁痛而耳聋……四日，太阴受之，太阴脉布胃中络于咽，故腹满而咽干。五日，少阴受之，少阴脉贯肾络于肺，系舌本，故口燥舌干而渴。六日，厥阴受之，厥阴脉循阴器而络于肝，故烦满而囊缩……七日，巨阳病衰，头痛少愈；八日，阳明病衰，身热少愈；九日，少阳病衰，耳聋微闻；十日，太阴病衰，腹减如故，则思饮食；十一日，少阴病衰，渴止不满，舌干已而嚏；十二日，厥阴病衰，囊纵，少腹微下，大气皆去，病日已矣。"张仲景《伤寒论》之六经传变次序基本与上述相同，但又略有改变，比如不完全受固定时日拘束，并有越经、直中、表里传等变化情况。

陈无择对此则提出了不同观点，《三因极一病证方论·卷之四·伤寒传变次序》云："《素问·热论》论伤寒云：太阳为诸阳主气，伤寒必先自太阳始。至汉诸师，凡外所因，皆曰太阳病，未为了义。足太阳寒水，其位居辰，辰为六气化源，故丙辛遁起戊子，至辰为壬辰水，而太阳正化居焉。在天为寒，在地为水，寒喜归水，故寒必首伤太阳，以此例推，寒既自太阳入，风当自少阳入，湿当自阳明入。经曰：阴为之主，阳与之正，别于阳者，知病从来；别于阴者，知死生之期，此之谓也。或问传变次序，当如何邪？然阴阳流行，出入次序，固有定说，及其中病，或喜入，或成虚，或成两感，或守一经，其可拘也。但当以脉证分别阴阳、表里、盛虚为治，尤不可以日数期也。"

由上可见，一方面，陈无择对"凡感外邪，例自太阳始"的看法进行质疑，谓"此考寻经意，似若不然"，认为外感六淫邪气，不一定兼自太阳而入，而"《素问·热论》论伤寒云，太阳为诸阳主气，伤寒必先自太阳始"，其机制是"足太阳寒水……在天为寒，在地为水，寒喜归水，故寒必首伤太阳"。如果"以类推之，风当自少阳入，湿当自阳明入，暑当自三焦入"。六淫中至于热与燥，因"暑热一气，燥湿同源"，故不别论。

另外，陈无择对于伤寒病的六经循日传变也提出不同看法，认为外感热病的传经次序与时日，因受各种因素的影响，会有不同的情况，不可拘泥于循经和时日。应当以临床脉象、症状、体征为依据，辨别疾病之属阴、属阳、在表、在里及邪正的盛衰情况，然后确定相应的治则。尤其不能拘限于固定的"以日数期"。

3. 三因之中重视内所因之七情

（1）继承前人情志理论明确七情病因

七情学说的形成和发展，可以概括为四个时期：一是春秋战国以前的诸子散载时期，二是《内经》成书的战国秦汉间的七情学说初步形成时期，三是宋代陈无择《三因极一病证方论》所论，标志着七情学说定型和成熟的时期，四是宋之后的临床广泛运用继续发展的时期。

陈无择的七情病因概念，源于《素问·举痛论》和巢元方的《诸病源候论》。如《三因极一病证方论·七气证治》："夫喜伤心者，自汗，不可疾行，不可久立，故《经》曰：喜则气散。怒伤肝者，上气，不可忍，热来荡心，短气欲绝，不得息，故《经》曰：怒则气击（一作上）。忧伤肺者，心系急，上焦闭，荣卫不通，夜卧不安，故《经》曰：忧则气聚。思伤脾者，气留不行，积聚在中脘，不得饮食，腹胀满，四肢怠惰，故《经》曰：思则气结。悲伤心胞者，善忘，不识人，置物在处，还取不得，筋挛，四肢浮肿，故《经》曰：悲则气急。恐伤肾者，上焦气闭不行，下焦回还不散，犹豫不决，呕逆恶心，故《经》曰：恐则精却。惊伤胆者，神无所归，虑无所定，说物不竟而迫，故《经》曰：惊则气乱。"文中所说之"《经》"为《黄帝内经》，所引基本为《素问·举痛论》"九气"内容。《素问·举痛论》"九气"为：怒、喜、悲、恐、寒、炅、惊、劳、思，与陈无择"七情"有六个相同；而寒、炅（热）归于六淫，为外因；劳，归于不内外因。陈无择保留了"九气"中的情志致病因素，把寒、炅、劳归于其他两类。而且在三因说中，涵盖了《素问·举痛论》"九气"的全面内容，如《三因极一病证方论·九痛叙论》："夫心痛者，在方论则曰九痛，《内经》则曰举痛……若十二经络外感六淫，则其气闭塞，郁于中焦，气与邪争，发为疼痛，属外所因；若五脏内动，汨以七情，则其气痞结，聚于中脘，气与血搏，发为疼痛，属内所因；饮食劳逸，触忤非类，使脏气不平，痞隔于中，食饮遁疰，变乱肠胃，发为疼痛，属不内外因。"而且，在《三因极一病证方论》的《七气证治》和《七气叙论》中，称"喜怒忧思悲恐惊"为"七气"，这也和《素问·举痛论》"九气"之名相近。因此，陈无择"七情"概念中，包含有《素问·举痛论》"九气"的因素。另外陈无择"七情"与《诸病源候论》中的"七气"关系密切。其中，"七情"之"忧"源于《诸病源候论》。如《三因极一病证方论·卷之八·七气叙论》："夫五脏六腑，阴阳升降，非气不生。神静则宁，情动则乱，故有喜怒忧思悲恐惊，七者不同，各随其本脏所生所伤而为病……但古论有寒热忧恚，而无思悲恐惊，似不伦类，于理未然。"其中，"古论"当指《诸病源候论》。该书《七气候》："七气者，寒气、热气、怒气、恚气、忧气、喜气、愁气。凡七气积聚，牢大如杯，若拌在心下腹中疾痛欲死，饮食不能，时来时去，每发欲死，如有祸状，此皆七气所生。"其"七气"为寒、热、怒、恚、忧、喜、愁，比陈无择"七情"多寒、热、恚，少思、悲、恐、惊，而怒、忧、喜相同。陈无择言"有寒热忧恚，而无思悲恐惊"，大抵指此。因此，陈无择"七情"，六个（怒、喜、悲、恐、惊、思）来自《素问·举痛论》"九气"，一个"忧"来自《诸病源候论·七气候》"七气"。

其次，《三因极一病证方论》明确"七情"概念，变"气"为情，其数为七，是仿《礼记·礼运》之"七情"，因此《三因极一病证方论》有关病因"七情"的论述，包含《礼记》"七情"的所有内容。两个"七情"相比较而言，喜、怒同，忧、悲与哀近，恐、惊与惧近，思同欲近，而少爱、恶。但《三因极一病证方论》关于"七情"的论述中，亦有爱、恶相关的论述。如《三因极一病证方论·内所因论》："然内所因惟属七情交错，爱恶相胜而为病，能推而明之，此约而不滥，学者宜留神焉。"爱则喜，恶则怒；爱则思，恶则恐、惊、悲、忧，因此爱、恶是《三因极一病证方论》"七情"的总纲，七情致病可以概括为"爱恶相胜而为病"。

另外，从《三因极一病证方论》有关内容看，陈无择是精通儒学的。如《太医习业》："为儒必读五经三史，诸子百家，方称学者。医者之经，《素问》《灵枢》是也；史书，即诸家本草是也；诸子，《难经》《甲乙》《太素》《中藏》是也；百家，《鬼遗》《龙树》《金镞刺要》《铜人》《明堂》《幼幼新书》《产科保庆》等是也。儒者不读五经，何以明道德性命，仁义礼乐；医不读《灵》《素》，何以知阴阳运变，德化政令。儒不读诸史，何以知人材贤否，得失兴亡；医不读本草，何以知名德性味，养生延年。儒不读诸子，何以知崇正卫教，学识醇疵；医不读《难》《素》，何以知神圣工巧，妙理奥义。儒不读百家，何以知律历制度，休咎吉凶；医不读杂科，何以知脉穴骨空，奇病异证。"而在《三因极一病证方论·内所因治说》中论述伤寒、杂病则更有儒家色彩："论云，治伤寒有法，医杂病有方。方即义方，法即法令。外病用法令，犹奸邪外扰，非刑不除；内病用义方，犹父子兄弟不足，以礼格之而已。故内外之治，由是而分。外邪难辨，当以例明；内证易知，只叙方证，学者不可不审。"故陈无择援用《礼记》"七情"，称"喜怒忧思悲恐惊"即"七气"为"七情"，是有一定依据的。

另外，陈无择"七情"概念的形成，还受到宋代理学心性论的影响。心性论是宋代理学的核心理论，其主体命题为程颐的"性即理也"和张载的"心统性情"。朱熹的评价是："伊川性即理也，横渠心统性情，二句颠扑不破。"（《近思录》）情，指四端七情；性即理，为从天禀赋。性为心主宰，为外物所感，动发为情。其中，七情主于心，而在"内"；为性之动，而与饮食等因素相区别。陈无择"七情"概念在三因说中与其他致病因素区别，单独占据"内"位，与之相符。而在此"理"的指导之下，陈无择整合《内经》"九气"和《诸病源候论》"七气",剔除寒、热、劳等非情志因素,提炼出"喜怒忧思悲恐惊"的内容,称之为"七气",又在创建三因说时,把"喜怒忧思悲恐惊""七气"改称为"七情",同时根据"常理",把饮食、劳累、房室等因素,从内因中剔除,使"七情"单独成为"内因"。"理"在这个过程中分类病因、判断是非的标准,起着决定性的作用。

(2)七情致病各伤本脏为病

陈无择在《三因极一病证方论》提出了"三因论",且非常重视"内所因"在发病中的作用,而"内所因"中又更为强调七情病因的重要性。如《三因极一病证方论·内所因论》:"然内所因惟属七情交错,爱恶相胜而为病……能推而明之",并以七情作为一条主线论述,贯穿于各科疾病的证治中,形成病因病机学说的系统思维模式。本部分仅从七情病因学的角度对陈无择的学说加以总结。

陈无择认为,"七情"即"七气",原系人体五脏六腑正常生理功能的七种情志表现,在心平气和,即"神静"的情况下,是不会发病的,只有在情志过极,即"情动"的情况下,才会引起疾病。如《三因极一病证方论·卷之八·七气叙论》:"夫五脏六腑,阴阳升降,非气不生,神静则宁,情动则乱。故有喜怒忧思悲恐惊。"因此,"神静则宁,情动则乱"是"七情"成为致病因素的关键所在,并且在《三因极一病证方论·三因论》亦云:"七情,人之常性,动之,则先自脏腑郁发,外形于肢体,为外所因。"

陈无择还具体论述了七情致病的特点为"七者不同,各伤本脏为病"。如《三因极一病证方论·卷之八·七气叙论》:"故有喜怒忧思悲恐惊,七者不同,各随本脏所生所伤而为病。故喜伤心,其气散;怒伤肝,其气击;忧伤肺,其气聚;思伤脾,其气结;悲伤心胞,其气急;恐伤肾,其气怯;惊伤胆,其气乱。"又如,《三因极一病证方论·五劳证治》:"五劳者,皆用意施为,过伤五脏,使五神(即神、魂、魄、意、志)不宁而为病,故曰五劳。以其尽力谋虑则肝劳，曲运神机则心劳，意外致思则脾劳，预事而忧则肺劳，矜持志节则肾劳。皆不量禀赋，临事过差，遂伤五脏。"以上均说明情志过极可直接伤及内脏而发病，且不同的过量情志刺激所伤及的脏器也有所不同，即"七情""五志"伤及内脏具有明显的本脏亲和性。

（3）七情影响气机致病广泛

陈无择十分推崇《素问·举痛论》"百病始于气"的观点，在继承《内经》理论的基础上，重视七情致病的气机分析。在《三因极一病证方论》中作《七气叙论》和《七气证治》两篇，进行专题讨论，明确指出气机升降失常是产生七情病理变化的根本所在。其曰："夫五脏六腑，阴阳升降，非气不生。神静则宁，情动则乱。故有喜、怒、忧、思、悲、恐、惊。"而且，七情气机过激破坏正常气化升降，造成气机的不同状态，这也是七情致病不同病机特点的根本所在。即"七者不同，各随本脏所生所伤而为病。故喜伤心，其气散；怒伤肝，其气击；忧伤肺，其气聚；思伤脾，其气结；悲伤心胞，其气急；恐伤肾，其气怯，惊伤胆，其气乱。虽七诊自殊，无逾于气"。《三因极一病证方论·七气证治》，在详细分析七情病机的基础上，创立了七气汤和大七气汤两方。指出"七者虽不同，本乎一气。脏气不行，郁而生涎……皆七气所生所成"。这均是陈无择在《内经》基础上对七情气机的进一步概括和补充。

陈无择在确定七情病因的同时，还强调了七情致病的广泛性，《三因极一病证方论》所载的180门病证，七情内因几乎每门皆有，成为一条贯穿于临床各科疾病的证治主线，形成了中医七情病因学的系统思维模式。陈无择还在《三因极一病证方论·内所因论》中强调说："然内所因惟属七情交错，爱恶相胜而为病，能推而明之，此约而不滥，学者宜留神焉。"如《三因极一病证方论·内因衄血证治》指出"五脏衄"的病因，为"积怒伤肝，积忧伤肺，烦思伤脾，失志伤肾，暴喜伤心，皆能动血"；《三因极一病证方论·内因所心痛证治》指出，五脏心痛由"脏气不平，喜怒忧郁所致"；《三因极一病证方论·霍乱内因证治》则指出，喜伤心气散，怒伤肝气激，忧伤肺气聚，思伤脾气结，恐伤肾气却，惊伤胆气乱，脏气郁结，结聚涎饮，痞塞不通而满闷，随其胜复，而作吐利。《三因极一病证方论·内因腰痛论》还指出："失志伤肾，郁怒伤肝，忧思伤脾，皆致腰痛。"在《三因极一病证方论·内因咳嗽证》中，对五脏咳的情志因素进行了论述。由此可见，陈无择对七情病因的重视。

4. 对不内外因的分类及认识

陈无择《三因极一病证方论》，在继承《黄帝内经》病因"阴阳二分"和张仲景《金匮要略》所论病因"三途径"的基础上，将《黄帝内经》"其生于阴者，得之饮食居处，阴阳喜怒"分化为两大类并加以完善，将阴阳喜怒，发展为"内因七情"；饮食居处，发展为"不内外因"（除内伤七情，外感六淫以外的一切其他病因）。对《金匮要略》三途径分类中"三者，房室、金刃、虫兽所伤"加以具体化，涵盖了内、外因以外的一切病因。其《三因极一病证方论·三因论》："其如饮食饥饱，叫呼伤气，尽神度量，疲极筋力，阴阳违逆，乃至虎狼毒虫，金疮踒折，疰忤附着，畏压溺等，有背常理。为不内外因。"

陈无择在《三因极一病证方论》论述的诸多病证之中，也多列不内外因的证治，如《三因极一病证方论·不内外因中风凡例》中指出："凡不内外因而致中风者，亦各从其类也。如新沐中风，名曰首风；饮酒中风，名曰漏风，又曰酒风；入房中风，名曰内风，又曰劳风。"同时列出了不同的症状表现及治疗方剂，如因沐头中风，多表现为"多汗恶风，当先风一日而病甚，头痛不可以出，至日则少愈"，方用附子摩头散；因醉酒而中风，表现为"恶风多汗，少气口干，善渴，近衣则身热如火，临食则汗流如浴，骨节懈惰，不欲自劳"，方用麋衔汤；因房事而中风，多表现为"恶风汗多，汗出沾衣，口干上渍，不能劳事，身体尽疼"，方用附子汤。此外如衄血、心痛、咳嗽、腰痛等病证以及五官科病证都列举了不内外因的情况和治疗。

总之，陈无择在继承前代病因分类的基础上，系统阐明"三因"，标志着中医病因学说已经进入了成熟的新阶段，为中医病因理论发展做出了贡献。

5. 对痰饮瘀血及结石等病因的认识

《三因极一病证方论·三因论》中，没有明确提出痰饮、瘀血、结石等病因，也未纳入到三因之中，但《三因极一病证方论》中的《痰饮叙论》《痰饮证治》《失血叙论》《折伤瘀血证治》《病余瘀血证治》《淋闭叙论》《淋证论》等篇中，不但对"痰饮""瘀血""结石"的形成原因、病变特点、辨治方法等有详细论述，而且对"痰饮""瘀血""结石"等作为继发性致病因素，即病理产物性致病因素的致病特点、临证表现及辨治方法等有着较丰富的论述。

（1）痰饮形成源于三因，影响气机而致病

陈无择在《三因极一病证方论·痰饮叙论》中，论述"痰饮"形成的机理说："人之有痰饮病者，由营卫不清，气血败浊，凝结而成也。"痰饮是由营卫不清，气血败浊，凝结而成的。同时，又把痰饮形成的病因分成了"内所因""外所因""不内外因"三种情况。"内则七情泊乱，脏气不行，郁而生涎，涎结为饮，为内所因；外有六淫侵冒，玄府不通，当汗不泄，蓄而为饮，为外所因；或饮食过伤，嗜欲无度，呼叫疲极，运动失宜，津液不行，聚为痰饮，属不内外因。"

陈无择还认识到痰饮一旦形成之后，将进一步影响到脏腑气机，导致多种临床病证的发生。如《三因极一病证方论·痰饮叙论》："或为喘，或为咳，为呕，为泄，晕眩、嘈烦、忪悸、惋慄、寒热、疼痛、肿满、挛癖、

癃闭、痞膈、如风、如癫，未有不由痰饮之所致也。"

此外，陈无择特别强调痰饮与中风及某些危重精神疾病的关系，指出痰饮是导致上述病证发生的主要原因。《三因极一病证方论·痰饮证论》："治之之法，悬饮当下之，溢饮当发其汗，支饮则随证汗下，痰饮则用温药从小便去之，其间或随气上厥，伏留阳经，使人呕吐眩晕，背寒，或一臂不随，有类风状，不可不知。"已经明确认识到了痰饮随气上逆，是造成中风半身不遂的主要原因。又《三因极一病证方论·七气证治》云："夫喜伤心者，自汗，不可疾行，不可久立……怒伤肝者，上气，不可忍，热来荡心，短气欲笔，不得息……忧伤肺者，心系急，上焦闭，荣卫不通，夜卧不安……思伤脾者，气留不行，积聚在中脘，不得饮食，腹胀满，四肢怠惰……七者虽不同，本乎一气。脏气不行，郁而生涎，随气积聚，坚大如块，在心腹中，或塞咽喉，如粉絮，吐不出，咽不下，时去时来，每发欲死，状如神灵所作，逆害饮食，皆七气所生所成。治之各有方。"认识到情志不遂，"郁而生涎"之后，"痰涎"不去，随气积聚，是导致"每发欲死，状如神灵所作"等危重精神疾病的重要原因。并且在其后所列的证治方药中，亦与痰饮有关，即"七气汤，治脏腑神气不守正位，为喜、怒、忧、思、悲、恐、惊，忤郁不行，遂聚涎饮，结积坚牢，有如坯块，心腹绞痛，不能饮食，时发时止，发则欲死。半夏（汤洗去滑五两）、人参、桂心、甘草（炙）各一两。右剉散，每服四钱，水盏半，姜七片、枣一枚。煎七分，去滓，食前服。"

（2）瘀血形成源于三因，狂证怪病瘀作祟

陈无择《三因极一病证方论》中的《失血叙论》《外因衄血证治》《内伤衄血证治》《三因吐血证治》《折伤吐血证治》等篇，认为瘀血产生的原因包括了外感六淫邪气、内伤七情及饮食、劳逸、外伤等三因，以及血不循经流注也会导致瘀血及各种出血证。如《三因极一病证方论·失血叙

论》："夫血犹水也，水由地中行，百川皆理，则无壅决之虞。血之周流于人身荣、经、府、俞，外不为四气所伤，内不为七情所郁，自然顺适。万一微爽节宣，必至壅闭，故血不得循经流注，荣养百脉，或泣，或散，或下而往反，或逆而上溢，乃有吐、衄、便、利、汗、痰诸证生焉。"就具体产生瘀血的外所因而言，《三因极一病证方论·外因衄血证治》："病者因伤风寒暑湿，流传经络，阴阳相胜，故血得寒则凝涩，得热则淖溢，各随脏腑经络涌泄于清气道中……皆外所因"；产生瘀血的内所因，如《三因极一病证方论·内伤衄血证治》："病者积怒伤肝，积忧伤肺，烦思伤脾，失志伤肾，暴喜伤心。皆能动血，蓄聚不已，停留胸间，随气上溢，入清气道中，发为鼻衄，名五脏衄"；而产生瘀血的不内外因，如《三因极一病证方论·三因吐血证治》："病者诸血积聚，合发为衄，而清气道闭，浊道涌溢，停留胸胃中，因即满闷，吐出数斗至于一石者，名曰内衄。或因四气伤于外，七情动于内，及饮食房劳，坠堕伤损，致荣血留聚于膈间。"又如，《三因极一病证方论·折伤吐血证治》："病者因坠闪肭，致伤五脏，损裂出血，停留中脘，脏热则吐鲜血，脏寒则吐瘀血，如豆羹汁，此名内伤。"

陈无择在对瘀血复杂成因进行论述的同时，已经明确认识到了瘀血一旦形成，即可作为一种继发病因，停留于体内，积久不去，又会引起各种各样的病证，如气血虚弱、气喘、狂闷、两胁疼痛等证，是由吐衄不尽，瘀蓄在内，新血不生，或由大怒而形成瘀血，瘀久不散所致。《三因极一病证方论·病余瘀血证治》："病者或因发汗不彻，及吐衄不尽，瘀蓄在内，使人面黄，唇白，大便黑，脚弱，气喘，甚则狂闷。皆瘀血所致。""因大怒，血著不散，两胁疼痛，皆由瘀血在内。"《三因极一病证方论·折伤瘀血证治》："病者有所坠堕，恶血留内，或因大怒，汗血淋湿，停蓄不散，两胁疼痛，脚善痿，骨节时肿，气上不上，皆由瘀血在内。"

此外，陈无择还认为，一些狂证和怪病也和瘀血有关。《三因极一病证方论·狂证论》："凡伤寒阳毒，及蓄血瘀血，皆发狂。"说明瘀血停留体内，蓄著而不散，会影响脏腑气血功能，导致面黄、唇白、大便黑、脚弱等气血亏虚及气喘、胁痛甚至发狂等病证（症）。陈无择还将古人列为怪病，由蛟龙所生的癥瘕积聚，归属于血病，是由于瘀血内停，与气血互结，形成的痞满痃块而成，如《三因极一病证方论·癥瘕积聚》："若妇人七癥八瘕，则由内、外、不内外因，动伤五脏气血而成。古人将妇人病为痼疾，以蛟龙等为生瘕，然亦不必如此拘泥，妇人癥瘕，并属血病……腹有一物，其状如鱼，即生瘕也，与夫宿血停凝，结为痃块。"另《三因极一病证方论》所载的方剂，如小三棱煎、乌金散、当归汤、三圣圆及撞气阿魏圆、失笑散等方，均是在史载之方中最多应用三棱、莪术、川芎等活血化瘀药的方剂。这些都与陈无择《三因极一病证方论》对瘀血可作为新的继发病因导致各种疾病的深刻认识有关。

（3）石淋为结石所致，三因之中气为本

今之结石如肾、输尿管、膀胱等结石证，即古之谓"石淋"，《三因极一病证方论·淋证治》指出："诸淋大率有五，曰冷，曰热，曰膏，曰血，曰石。五种不同，皆以气为本，多因淫情交错，内外兼并，清浊相干，阴阳不顺，结在下焦。"并列出了石淋治疗之方，"石燕圆，治石淋，多因忧郁，气注下焦，结所食碱气而成。令人小便磣痛不可忍，出沙石而后小便通。"又，《三因极一病证方论·淋闭叙论》："古方皆云，心肾气郁，致小肠膀胱不利，复有冷淋、湿淋、热淋等属外所因；既言心肾气郁，与夫惊忧恐思，即内所因；况饮啖冷热，房室劳逸，及乘急忍溺，多致此证，岂非不内外因。虽证状不一，皆可类推，所谓得其要者，一言而终也。"

从上述陈无择对石淋病因病机及证候表现的论述来看，他强调了三因对于五淋认识的重要性，言"三因备明，五淋通贯"，并且三因之中以气为本，即凡是造成肾虚和膀胱及下焦湿热的所有病因，包括外感六淫、内伤

七情、饮食劳逸等因素，均可导致泌尿系统结石产生。结石不去，又可造成腰腹痛、小便疼痛难忍、小便不通甚或癃闭等病证。

6. 太过为三因致病关键且致病特点各异

（1）强调三因太过致病之理

对于疾病的发生，《黄帝内经》提出了"生病起于过用"的病因理论，并对六淫、情志、饮食、劳倦等病因进行了深入探讨。《素问·经脉别论》："春秋冬夏，四时阴阳，生病起于过用，此为常也。"把"过用"作为最常见的发病原因，从各方面加以论证，认为自然界春夏秋冬顺序递迁是四时阴阳有规律消长结果，与此相类比，人体的正常生活行为，无论饮食起居，还是劳作、情志等，都应有所节制而不可太过，太过而超出人体生理调节限度，损伤阴阳气血、脏腑功能则能致病，这在《内经》的病因理论中占有很大的比重，而且对后世医学家及其医学理论也产生过深远的影响，成为中医病因学的基本观点和突出特点之一。

陈无择继承了《黄帝内经》的发病观，《三因极一病证方论·三因论》："六淫者，寒暑燥湿风热是；七情者，喜怒忧思悲恐惊是。若将护得宜，怡然安泰，役冒非理，百疴生焉……六淫，天之常气，冒之则先自经络流入……七情，人之常性，动之则先自脏腑郁发……其如饮食饥饱，叫呼伤气，尽神度量，疲极筋力，阴阳违逆，乃至虎狼毒虫，金疮踒折，疰忤附着，畏压溺等，有背常理，为不内外因。"陈无择认为，六淫是自然界六种正常的气候变化；七情，是人体正常的情志活动；饮食劳逸等，都是人体生命活动所不可缺少的。在正常情况下，亦即如陈无择所言在"将护得宜"，顺其自然的情况下，上述诸因素均不会导致疾病。只有在"冒""动""有悖常理"等条件下，才能成为致病因素而导致疾病的发生。如陈无择对"风"的认识，《三因极一病证方论·叙中风论》："夫风为天地浩荡之气，正顺则能生长万物，偏邪则伤害品类。"与《金匮要略》所言

"风气虽能生万物，亦能害万物，如水之能浮舟，亦能覆舟"之"风"相同，均泛指自然界风寒暑湿燥火六气，它是人类生长不可缺少的东西，但在一定条件下，如体虚冒风，或风气偏邪过急，再加防护不当等，才可成为致病因素。人的情志活动，也是一样，精神魂魄志意思，本是正常人体内脏的精神意识思维活动，也是人体正常情况下，不可缺少的，不会引起疾病，只有在情志过激或脏腑功能失调的情况下，才能引起疾病。

（2）三因性质不同致病规律各异

在三因成为致病因素的情况下，其致病有各自的规律和特点，究其原因，陈无择在《三因极一病证方论·三因论》中云："夫人禀天地阴阳而生者，盖天有六气，人以三阴三阳而上奉之；地有五行，人以五脏五腑而下应之。于是资生皮肉、筋骨、精髓、血脉、四肢、九窍、毛发、齿牙、唇舌，总而成体。外则气血循环，流注经络，喜伤六淫；内则精、神、魂、魄、志、意、思，喜伤七情。"陈无择认为，人体总分内外，内则五脏五腑，与自然界五行相应；外则皮肉筋骨、经络血脉、四肢九窍等，为脏腑之蕃篱。体表与自然界直接接触，故易为六淫所伤；体内脏腑则是人体精神意识思维活动之中心和本源，故易为七情所伤。陈无择之"喜伤六淫""喜伤七情"，体现了《素问·六节藏象论》中"嗜欲不同，各有所通"的道理，点明了六淫、七情各自的致病规律，也是划归类别的根据。

（3）三因发病及传变途径有别

由于三因的来源有内外之别，其致病特点和规律不同，因此又有不同的发病途径和传变倾向。如《三因极一病证方论·三因论》："六淫，天之常气，冒之则先自经络流入，内合于脏腑，为外所因；七情，人之常性，动之则先自脏腑郁发，外形于肢体，为内所因；其如饮食饥饱，叫呼伤气，尽神度量，疲极筋力，阴阳违逆，乃至虎狼毒虫，金疮踒折，疰忤附着，畏压溺等，有背常理，为不内外因。"

外感六淫，虽然特点各异，"但风散气，故有汗；暑消气，故倦怠；湿溢血，故重着。虽折伤诸证不同，经络传变咸尔。"(《三因极一病证方论·外所因论》)但六淫邪气均属于外来病邪，自然是首先侵袭人体的体表，病邪先从肌肤、经络侵入，引起一系列体表病证。若病邪进一步深入，会根据脏腑的气血阴阳失衡及寒热虚实的不同，表现出一系列脏腑功能失调的病证。内伤七情，属于内生病因，由"七情交错，爱恶相胜"(《三因极一病证方论·内所因论》)等情志变化异常而引起，七情"各随其本脏所生所伤为病，故喜伤心，其气散；怒伤肝，其气击；忧伤肺，其气聚；思伤脾，其气结；悲伤心，其气急；恐伤肾，其气怯；惊伤胆，其气乱"。(《三因极一病证方论·卷之八·七气叙论》)情志内伤，首先引起相关的脏腑功能失调，然后再根据脏腑之间的生、克、乘、侮，波及到他脏腑，此即"先从脏腑郁发"，随着疾病的发生，体内脏腑功能的失调及病变必然在脏腑所属的十二经络、十二皮部及相应体表部位上有所表现，即所谓"外形于肢体"。

（四）强调脉为医门之先，将脉与病因相结合

陈无择非常重视脉诊在疾病诊断中的重要作用，在《三因极一病证方论》开篇《脉经序》中即云："学医之道，须知五科七事。五科者，脉病证治及其所因……脉为医门之先，虽流注一身，其理微妙，广大配天地，变化合阴阳，六气纬虚，五行丽地，无不揆度。"并在深入研究《素问》《难经》《伤寒论》《脉经》等著作的基础上，结合自己的临床体会，阐发了对脉诊的独到见解。

1. 以人迎气口脉辨别内外病因

陈无择在《三因极一病证方论·脉经序》云："分人迎气口，以辨内外因"，《三因极一病证方论·学诊例》又云："凡诊，须识人迎、气口，以辨内外因，其不与人迎、气口相应，为不内外因。"认为凡诊须识人迎、气

口，以辨病因之内外，《三因极一病证方论·总论脉式》云："三部诊之，左关前一分为人迎，以候六淫，为外所因；右关前一分为气口，以候七情，为内所因；推其所自，用背经常，为不内外因。"

此外，陈无择还对诊人迎气口辨内外病因的原理进行了说明，《三因极一病证方论·六经中伤病脉》阐述了人迎候六淫外所因之理："左手关前一分为人迎者，以候寒暑燥湿风热中伤于人，其邪咸自脉络而入，以迎纳之，故曰人迎。"《三因极一病证方论·五脏传变病脉》阐述了气口候七情内所因之理："右手关前一分为气口者，以候脏气郁发，与胃气兼并，过与不及，乘克传变也。以内气郁发，食气入胃，淫精于脉，自胃口出，故候于气口。"而"不与人迎、气口相应"为不内外因。

所谓人迎即指左寸部，气口为右寸部，通过左寸、右寸部的脉象变化以测知疾病的病因，进而在《三因极一病证方论·总论脉式》中指出："人迎浮盛而伤风，虚弱沉细为暑湿，皆外所因；喜则散，怒则激，忧涩思结，悲紧恐沉惊动，皆内所因。"以示两手寸脉在辨别病因中的重要作用，即《三因极一病证方论·学诊例》所谓"关前一分，人命之主"。

2. 脉象分为三大类分别配属三因

晋·王叔和《脉经》中首列了常见的二十四种脉象：浮、芤、洪、滑、数、促、弦、紧、沉、伏、革、实、微、涩、细、软、弱、虚、散、缓、迟、结、代、动；宋·朱肱《南阳活人书》将其分为阴阳表里两类；陈无择则以"浮沉迟数"四脉为纲，将二十四脉象分为三大类，即七表、八里、九道。

《三因极一病证方论·卷一·脉偶名状》中，详细论述了二十四种常见脉象的性状及见于人迎、气口不同部位的所应病理，即将浮沉迟数四脉置于篇首；又，《三因极一病证方论·卷二·五科凡例》："又须知二十四脉，以四脉为宗，所谓浮沉迟数。分风寒暑湿，虚实冷热，交结诸脉，随部说证，不亦约乎。"将浮沉、迟数这两组表示脉位及脉动频率的基本脉象作为依托，演变及组合出临床常见脉象，这样可以执简驭繁，以此四者为宗来统领诸脉。

《三因极一病证方论·总论脉式》："三因虽分，犹乃未备，是以前哲类分二十四字，所谓七表八里九道。七表者，浮芤滑实弦紧洪；八里者，微沉缓涩迟伏濡弱；九道者，细数动虚促结代革散。"陈无择以七表病脉叙外感病，八里病脉叙内伤病，九道病脉叙不内外病，并在其《三因极一病证方论·卷二·五科凡例》中指出："凡学脉，须先识七表八里九道名体证状，了然分别，然后以关前一分应动相类，分别内外及不内外。"同时指出二十四种脉象所主病证及与之相应的二合脉、三合脉的主病，此种分类方法将相关脉象与病因结合起来，既丰富了脉学理论，又提供了脉学之纲纪。

3. 明晰五脏六经之本脉

陈无择在前人所述脉的五脏分属、六经分属及常脉的基础上，明确提出了五脏本脉及手足阴阳六经本脉，即《三因极一病证方论·卷一·五脏本脉体》："春肝脉弦细而长，夏心脉浮大而洪，长夏脾脉软大而缓，秋肺脉浮涩而短，冬肾脉沉濡而滑"；"足厥阴肝脉，在左关上，弦细而长；足少阴肾脉，在左尺中，沉濡而滑；足太阴脾脉，在右关上，沉软而缓；足少阳胆脉，在左关上，弦大而浮；足阳明胃脉，在右关上，浮长而涩；足太阳膀胱脉，在左尺中，洪滑而长；手厥阴心主包络，在右尺中，沉弦而数；手少阴心脉，在左寸口，洪而微实；手太阴肺脉，在右寸口，涩短而浮；手少阳三焦脉，在右尺中，洪散而急；手阳明大肠脉，在右寸口，浮短而滑；手少阳小肠脉，在左寸口，洪大而紧。"将正常脉象与相关经络、脏腑的生理功能、季节气候的变化等密切联系起来，使医者明晰常脉，知常达变。在此基础上，又在《三因极一病证方论·卷一·五脏传变病脉》和

《三因极一病证方论·卷一·六经中伤病脉》两篇中，系统论述了六淫、七情等邪气侵及相应脏腑经络而致脉的太过、不及、乘克传变规律等，并逐一分析该脉象的病理，以达正确诊断治疗之目的。

4. 澄清高阳生伪作脉诀的问题

陈无择在脉学上另一贡献是，揭穿高阳生伪作《脉诀》，澄清了一个重要的问题。《三因极一病证方论·脉经序》："六朝有高阳生者，剿窃作歌诀，刘元宾从而解之，遂使雪曲应稀，巴歌和众。经文溺于覆瓿，正道翳于诐辞，良可叹息。"这一并成为陈无择"分人迎气口，以辨内外因，列表里九道，以叙感伤病"（《三因极一病证方论·脉经序》）的脉学理论的重要原因。而且陈无择之后，《脉诀》乃高阳生托名叔和者，已为世人共识。

（五）审证求因随因施治，立病因辨证论治体系

《三因极一病证方论》不仅是一部病因学专著，而且是"审证求因，随因施治"的专著，并创立了一种以病因为纲，脉、病、证、治为目的疾病诊治方法。

1. 传承历代病因辨证思想

病因辨证始于《黄帝内经》，书中以阴阳为纲，说明了"六淫""七情""饮食""环境""外伤"等方面的病因，并将其分为阴阳两大类。之后汉·张仲景不仅提出了比较系统的病因学说，并将病因辨证应用到了临床上。如根据病因饮食不节、嗜酒过度、房劳过度，将黄疸分为三类便是体现了病因辨证的思想。两晋到隋唐，是中医临床经验的积累时期，在病因方面也有新的发现和探索。如晋·葛洪《肘后备急方·治卒中沙虱毒方》，描述了沙虱毒（恙虫病）、尸注、溪毒、药毒、射工水弩毒等致病因素的病证特点。《诸病源候论》在病因学方面，有许多突破前人的认识，提出乖戾之气为传染病病源。书中还记载了患寸白虫病是因为吃不熟牛肉所致。该书还指出得瘿病是和饮用的水质有关。唐·王冰对病因病机理论方面也有

新的建树，他提出"四因"说，将各种疾病的病因概括为四类："夫病生之类，其有四焉：一者始因气动而内有所成；二者不因气动而外有所成；三者始因气动而病生于内；四者不因气动而病生于外。"

宋金元时期是中医学发展史上一个重要转折时期，除陈无择把病因分为三类，提出"审因辨证论治"原则外，金·刘完素在《内经》病机十九条的启示下，对六气病机加以发挥，其中对火热病证大大加以补充，扩展为 50 多种，提出了著名的"六气皆能化火"之说。元·朱丹溪《脉因证治》强调辨析病因，在辨析气血痰郁所因方面有所侧重和创新。元·李东垣提出内伤热中证的病因，金·张从正论病首重邪气，认为人体之所以发病，是由于邪气侵犯的结果，此外，他还十分重视七情所伤的内因致病和治疗失当所造成的药邪，强调"先去其药邪，然后及病邪"。宋·庞安时提出广义伤寒的病因是"寒毒"，只不过是由于感受邪气的时间、地域、体质不同，而表现出伤寒（狭义），中风，风温，温病，湿病等不同的证候。

2. 以三因为中心执简驭繁统摄辨证论治

陈无择《三因极一病证方论》将病因分为内因、外因、不内外因三类，在病因分类学上有所创新突破，是中医病因学分类趋于成熟完善的标志，并且以病因之"三因"为纲，统摄病、证、方、药等辨证论治全过程，奠定了中医学"审证求因、随因施治"的病因辨证方法及理论体系。陈无择的三因学说，对后世的病因分类和病因辨证，均产生了重大影响。现就此简要阐述如下：

（1）病因辨证须以三因为纲

《三因极一病证方论·序》："医事之要，无出三因"。"医事之要"，是学医行医的基本知识和要领。《三因极一病证方论·五科凡例》："凡学医，必识五科七事，五科者，脉病证治及其所因，七事者，所因复分为三。"又曰："凡学医，既明五科，每科须识其要，脉有浮沉迟数；病有风劳气冷；

证有虚实寒热；治有汗下补吐。若于三因推明，外曰寒热风湿；内曰喜怒忧思；不内外曰劳逸作强，各有征候，祥而推之，若网在纲，有条不紊。"陈无择将学医的要领归纳为"五科""七事"，在脉病证治的辨证论治过程中，每个环节都要以三因为纲，即"每科须识其要……若于三因推明……若网在纲，有条不紊"。

因此，陈无择在提出"三因学说"的同时，十分强调病因探究对临床辨证施治的重要性，其分析辨别病因的直接目的就是为了正确地辨证施治，指导临证治疗实践。诚如《四库全书总目》对《三因极一病证方论》的评价："分别三因，归于一治。"而且，这也正是陈无择病因辨证论治思想之精髓所在，如《三因极一病证方论·序》所云"医事之要，无出三因"，"倘识三因，病无余蕴"；《三因极一病证方论·五科凡例》："凡治病，先须识因，不知其因，病源无目"，"究明三因，内外不滥"；《三因极一病证方论·三因论》："断其所因为病源，然后配合诸证，随因施治"；《三因极一病证方论·卷之十·消渴叙论》："不知其因，施治错谬，医之大患，不可不知"；《三因极一病证方论·卷之十六·头痛证治》："治之之法，当先审其三因，三因既明，则所施无不切中。"

陈无择这种论治疾病先别"三因"，以因类病，因病辨证，随证施治的辨证论治方法，实开"审因论治""病因辨证"之先河，为后世病因辨证方法的发展奠定了理论基础。

（2）病因辨证强调脉诊为先

陈无择《三因极一病证方论》，建立了以病因、脉象为纲的辨证论治方法体系，即审因论治，而辨别区分病因的首要方法是脉诊，重视脉诊在审因辨证中的重要作用。从《三因极一病证方论》全书的编撰内容与其体例结构来看，也强调了陈无择"辨因之初，无逾脉息"的思想。全书共18卷，其中总论部分占2卷，即卷一与卷二部分；各论占16卷，即卷三至卷十八部分。总论中脉学、脉诊内容为 15 篇，即全书第一卷全为脉学，占全部总论内容的 70%。各论，即每一病之脉病证治系统，仍以脉诊为审因辨证之首要任务，即陈无择所言学医行医之四科"脉、病、证、治"中，脉居首位，作为审因论治中辨别病因的首要依据。

脉诊的内容，一般在各病的"叙论"及各病的"证治"中。如中风叙论、中风证治；痰饮叙论、痰饮证治等，均作为辨证求因的重要依据，详加论述。如《叙中风论》："然四气皆能中人，在证亦有缓纵挛急擂溺痹瘇奄忽不知人者，不可不以脉别。故论曰：寒热诸痹所有证候，皆如风状，须得脉别可也，要知脉浮则为风，紧则为寒，细则为湿，数则为热。"以浮、紧、细、数分别为辨析"四气"病因风、寒、湿、热之纲脉。就风邪致病而言，其脉象必以浮为特点。在各论的诸病证治中，首先是审证求因，其次为治法方药，其中审证求因包括两部分内容，其一是由症状表现辨其病因，其二是以脉象特点审其病因，而且从论述次序上看，往往是先依脉辨因，后依症状辨因。

《三因极一病证方论》病因辨证的另一特点为，依据三因类分病证，然后依据脉象分析其详细病因。如对七情脉象的区分和描述，《三因极一病证方论·卷一·五用乖违病脉》："凝思则滑，神耗则散，皆伤心也。癫狂神乱，关上洪疾。"《三因极一病证方论·脉偶名状》："动者，在关如豆……心惊胆寒。""伏者，沉隐不出……凝思滞神。"《三因极一病证方论·九道病脉》："细为气血俱虚……为神劳，为忧伤过度。""动则为痛、为惊、为挛、为泄、为恐。"此外，陈无择依据五脏之间的生克关系，较为详尽地阐述了情志影响脉象变化的机理。如《三因极一病证方论·五脏传变病脉》："人之五脏，配木火土金水，以养魂神意魄志，生怒喜思忧恐。故因怒则魂门弛张，木气奋激，肺金乘之，脉必弦涩，因喜则神廷融泄，火气赫羲，肾水乘之，脉必沉散；因思则意舍不宁，土气凝结，肝木乘之，脉必弦弱；因忧则魄户不闭，金气涩聚，心火乘之，脉必洪短；因恐则志室不遂，水气旋却，脾土乘之，脉必沉缓。"因此，七情太过导致脉象改变，可表现为所克之脏的脉象，如过思则肝木乘之，脉见弦弱等。

再如，对于五脏中风的审因辨证，《三因极一病证方论·五脏中风证》："肝中风者，人迎并左关上脉浮而弦。在天为风，在地为木，在人脏为肝。肝虚，喜中风为类相从，故脉应在左关。肝风之状，多汗，恶风，色微苍，头目眴，左胁偏痛，嗜甘，如阻妇状，筋急挛痹不伸，诊在目，其色青。""心中风者，人迎与左寸口。脉洪而浮，在天为热，在地为火，在人脏为心。心虚，因中邪风，乃子母相因，故脉应在左寸口，心风之状，多汗，恶风，色微赤，翕翕发热，暗不能言，欲饮食，食则呕，诊在舌，其色赤焦。"五脏中风，病因虽然均为风，脉象均以浮为特点，但因所中脏腑不同，其脉象及临床表现均不同，应先从脉象上辨证求因，然后运用五行及天人相应学说分析其病因病机，即所以形成此脉象的脉理机制。脉诊及脉理论述之后，才是依据临床症状表现进行辨证求因的内容。五脏中风，究其病因，总为风邪所致，然风邪又有常常兼夹他邪共同侵袭人体而致病的特点，所谓风寒、风热、风燥、风湿等。又根据各脏腑对六淫邪气之亲和性的不同，故有风邪多中肝、风热多中心、风湿多中脾、风燥多中肺、风寒多中肾。或者从审证求因的角度看，也可以这样说，肝中风者多表现为风，心中风者多表现为风热，脾中风者多表现为风湿，肺中风多表现为风燥，肾中风者多表现为风寒。既然风邪致病多所兼夹，风中五脏，从病因或审证求因的病因诊断上看，有风、风热、风湿、风燥、风寒相对应与肝、心、脾、肺、肾之不同，那么在风中不同脏腑之脉象表现上也一定有所区别。如《三因极一病证方论·五脏中风论》言："肝中风者，脉浮而弦，在天为风，在人脏为肝。""心中风者，脉洪而浮，在天为热，在人脏为心。""脾中风者，脉浮而微迟，在天为湿，在人脏为脾。""肺中风者，脉浮涩而短，在天为燥，在人脏为肺。""肾中风者，脉浮而滑，在天为寒，在人脏为肾。"五脏中风，总为风邪所伤，故脉象总为浮象。由于挟邪与中脏的不同，脉象上就有浮而弦、浮而洪、浮而微迟、浮涩而短、浮而滑的不同。

3.据三因辨证施治的过程

《三因极一病证方论》将医书、学医及诊断治疗疾病的全过程，高度概括为四个字，即"四科"：脉、病、证、治，再加一"因"字即病因，为"五科"，将病因一分为三，即"内因""外因""不内外因"，加上"四科"合为"七事"。脉病证治四科，是疾病诊治过程的四个步骤。脉即脉学、脉诊，病即审病、辨病，证即审证、辨证，治即治法、方药。陈无择认为，前人医学文献浩瀚，均不出上述四科，而其中的纲领、枢要即是"三因"。如《三因极一病证方论·序》："医事之要，无出三因。""傥识三因，病无余蕴。"又如，《三因极一病证方论·五科凡例》："若于三因推明，外曰寒热风湿，内曰喜怒忧思，不内外曰劳逸作强，各有证候，详而推之，若网在纲，有条不紊。"下面将以水肿、咳嗽为例，分析病因辨证在具体病证中的实施。

（1）水肿病证的依因施治

对于水肿一病，首先阐明其病因。如《三因极一病证方论·卷之十四·水肿叙论》："原其所因，则冒风寒暑湿属外；喜怒忧思属内；饮食劳逸，背于常经，属不内外，皆致此疾。治之，当究其所因及诸禁忌而为治也。"认为水肿病虽然复杂，但究其发病原因，不外外感六淫之邪，或内伤七情，或不内外因饮食劳逸所伤而致。其次水肿病的证候表现及分类，又有正水"十水"，即"心水""肝水""肺水""脾水""肾水""胆水""大肠水""膀胱水""胃水""小肠水"；以及外证四水，即"外有风水、皮水、石水、黄汗"等。正水"十水"，各有其证候，如"短气，不得卧为心水；

两胁疼痛为肝水……各随其经络，分其内外，审其脉证而甄别之"。外证四水中为"风合归肝，皮合归肺，黄汗合归脾，石合归肾"。

对于不同病因所致水肿的不同证候，陈无择在临床上依脉据症加以辨别。如《三因极一病证方论·卷之十四·水肿证治脉例》："风水，脉浮，必恶风；皮水，（脉）亦浮，按不没指，（但）不恶风；石水，脉沉，腹满不喘；黄汗，脉沉迟，发热多涎，久而不愈，必致痈脓。正水，寸口脉浮而迟，浮则热，迟则潜，热潜相搏，名曰沉；趺阳脉浮而数，浮则热，数则止，止热相搏，名曰伏。沉伏相搏名曰水。沉则络脉虚，伏则小便难，虚难相搏，水走皮肤，即为正水。""所以用寸口趺阳二脉者，盖水气不在一经也，大抵浮脉带数，即是虚寒潜止于其间，久必沉伏，沉伏则阳虚阴实，为水必矣，要知水脉必沉。"详述了"正水"（内脏十水）的脉象特点、形成机理及外证四水的脉症鉴别要点，外证四水脉象表现为两类，即风水、皮水，脉象均显浮脉；石水、黄汗，脉象均显沉脉。当然区别风水与皮水或石水与黄汗，除了脉诊尚需结合临床主症，加以详细区别。如风水、皮水虽脉象均显浮脉，但风水必兼恶风，皮水则按不没指，（且）不恶风。正水脉象均显沉或沉伏的特点，而进一步区分鉴别十种内脏水肿之证候，同样也必须结合其不同主症而加以鉴别。

在依据水肿之病因、脉象基础上，辨病辨证既明，则随病证施治，对证处方用药，自然水到渠成，药到病除。如外证四水，《三因极一病证方论·卷之十四·（水肿）料简》云："病有风水、皮水、石水、黄汗，皆与正水同，为治则异。大豆汤，治风水，通身肿，骨节疼，恶风，自汗，眼合不得，短气欲绝，其脉浮……五皮饮，治皮水，四肢头面悉肿，按之没指，不恶风，其腹如故，不喘，不渴，脉亦浮……泽漆汤，治石水，四肢瘦，腹肿，不喘，其脉沉……黄汗，依五疸法治之，用黄芪酒。"

（2）咳嗽病证的依因施治

陈无择强调咳嗽证候虽然复杂，但不外内因七情，外因六淫，不内外因饮食、起居、房劳、叫呼等。三因既可单独致咳，又可多因相兼致咳，因此应首先明确其病因，《三因极一病证方论·卷之十二·咳嗽叙论》："世治嗽之药极多，而卒不能遍效者，盖其致病之因不一。世谓五嗽，且以五脏而言之。要之内因七情，外合六淫，饮食，起居，房劳，叫呼，皆能单复倚互而为病。故经云，五脏六腑，感寒热风湿，皆令人咳，又微寒微咳，厉风所吹，声嘶发咳，热在上焦，咳为肺痿，秋伤湿，冬咳嗽，皆外所因；喜则气散，怒则气激，忧则气聚，思则气结，悲则气紧，恐则气却，惊则气乱，皆能发咳，即内所因；其如饮食生冷，房劳作役，致嗽尤多，皆不内外因。其可一法而治之。"说明咳嗽一病，不论病因还是病证表现均较为复杂，陈无择认为世间治疗咳嗽的药虽多，但疗效往往不佳，究其原因，实为没有分析病因，即未审证求因，随因施治之故。

因此，治疗咳嗽应首先审其三因，通过辨脉辨证，采取相应的治疗方法。"治之，当推其三因，随脉证治疗，散之，下之，温之，吐之，以平为期"。强调治疗咳嗽时，如对于外感咳嗽，由六淫外邪侵袭所致，还应进一步根据脉象和病证表现来辨别不同外感病邪所致的咳嗽。如《三因极一病证方论·卷之十二·外因咳嗽证》："诊其脉，浮为风，紧为寒，数为热，细为湿，随其部位，与人迎相应，推其脏腑，则见病源也。"外因所致咳嗽，脉位应在人迎，据脉象之浮、紧、数、细的不同析其细因，脉浮为风邪所致，脉紧为寒邪所致，脉数为热邪所致，脉细为湿邪所致，再结合脏腑证候，则辨证自明。

再如，内所因咳嗽，由七情内伤所致，涉及五脏六腑，在定位脏腑的基础上，还需要通过脉象和证候进一步辨别疾病的性质，即寒、热、虚、实、痰、瘀，《三因极一病证方论·卷之十二·内因咳嗽证》："诊其脉，随其部位，与气口相应。浮紧则虚寒，沉数则实热，弦涩则少血，洪滑则多痰，以此类推，无施不可。"内所因咳嗽，其脉位应在气口，脉浮紧为虚寒，脉沉数为实热，脉弦而涩为血虚血瘀，脉洪而滑为痰饮，通过不同的脉象进一步区分其寒热虚实痰瘀。

不内外因咳嗽，《三因极一病证方论·卷之十二·不内外因咳嗽证》："房劳伤肾，饥饱伤脾，疲极伤肝，叫呼伤肺，劳神伤心"，仍需从脉象上加以鉴别："诊其脉，随其类，假如尺脉浮涩而数，则知伤肾，右关脉濡，则知饮食伤脾，左关脉弦短，则知疲极伤肝。但不应人迎、气口者，即是不内外因，皆类推。"不内外因咳嗽，脉象显现部位，即先取人迎、气口，若不应，即为不内外因所致，然后，再根据尺脉之浮涩而数，断其病伤在肾；右关脉出现濡脉，断其病所伤在脾；左关脉出现弦短，断其病所伤在肝，以确定具体病位所在。

审因辨证既明，则可根据咳嗽的证候，在治法所列众方中选择相应方剂对证治疗，即所谓"随证以施治"。如伤风冷嗽，用款冬花散；外感寒邪，发热咳嗽，用太白丹；寒湿咳嗽用五味子汤；肺虚咳嗽用人参散；肾阳虚咳嗽用蛤蚧散等。

4. 病因辨证的特色与不足

《三因极一病证方论》的病因辨证论治方法，是紧密联系脉、病、证、治、因的辨证体系，具有自己鲜明的特色。首先，《三因极一病证方论》之病因辨证论治体系，以病因为核心来分类和归纳疾病，把复杂的疾病都归入到外所因病证、内所因病证及不内外所因病证三大类之中，形成了以病因为核心，病证治为条目的疾病分类学体系；其次，《三因极一病证方论》之病因辨证论治体系，体现在具体的每一病证之中。陈无择在论述每一具体病证时，理法方药具备，有论有治，首列叙论，然后审病因，依脉、症以识病，因病以辨证，随证再施治，形成了审证求因，以病因为中心提挈脉病证治的中医病因辨证论治体系。

《三因极一病证方论》在论及三因致病时，并非三因并重，而是根据外因、内因、不内外因三因辨证的难易程度，以及结合临证辨证施治的实际而有所侧重，有所详略，即详于外所因疾病的论述，略于内所因疾病的论述，至于不内外因，由于病因单纯明了，且各种不内外因多单一致病，互不相干，故《三因极一病证方论》对不内外因疾病并没有以专卷的形式列出，也没有"不内外因论"总论，只是在卷九以后间有部分不内外因所致疾病的论述，而且大多数情况是将不内外因作为某些病因较为复杂疾病的三因之一，加以介绍而已。

虽然《三因极一病证方论》奠定了中医病因辨证论治方法体系的基本结构框架，但这一体系的内在结构并非完善，主要表现在以下两方面：

其一，总论部分与各论部分并非完全呼应甚至有所脱节。如总论特别强调脉诊在辨析病因中的首要作用，如《三因极一病证方论·序》："医事之要，无出三因，辨因之初，无逾脉息。"《三因极一病证方论·五科凡例》："凡学医，必识五科七事，五科者，脉病证治及其所因；七事者，所因复分为三，故因脉以识病，因病以辨证，随证以施治。"但在各论疾病中，除外感疾病叙论中有脉诊内容外，内所因疾病及不内外所因疾病的大多叙论中缺乏脉诊内容，在具体的方证论述中，就更少有脉诊内容，大多方证只列主治症状、体征而缺乏脉诊内容，与总论刻意强调"因脉以识病"之说不太符合。

其二，《三因极一病证方论》虽然以因类证（病），建立了以病因为纲，病证为目的疾病分类体系，但这一分类体系尚不够严谨，分类较为混乱。如卷七之前的30余种外所因疾病中，有三种疾病，即眩晕、厥、疟，均涉及三因，而非单纯由外所因所致。又如卷八虽为专门的内所因疾病，但其中也有个别疾病，如瘤冷积热、五积等，由内因七情与不内外因饮食二因相兼为病，亦非单纯的内所因为病。再如卷九以后的疾病，以三因及不内外因所致病证为主，但不内外因疾病，既没有总的叙论，又没有专卷集中介绍，而是散见于卷九之后的各卷之中。因此，总体的印象为卷九以后的疾病，病因分类较为混乱，虽大多疾病病因复杂，涉及三因，即内、外、不内外三因均可导致该病，或单独而为，或相兼而致，但也有部分疾病系由三因之一的单一病因所致，但亦相间其中，因而显得较为混乱，如卷九的胸痹、健忘、狂证，卷十二的惊悸，卷十六的齿病等，均为内所因疾病。卷十五的大风、癣证，卷十六的瘾疹等又为单纯的外所因病证等。

（六）据五运六气理论，重视因时制宜

"因时制宜"是中医学的特色之一，它属于中医治则的范畴，即在确定治疗疾病的法则和方药时应该考虑不同季节的气候特点，以便确定最适宜的治疗方法。陈无择著有《三因极一病证方论》及《三因司天方》（现存清·缪问的《三因司天方》，是将宋版陈无择《三因司天方》加以书论而成），非常重视五运六气理论，以及因时制宜的治疗原则，即依据五运六气理论遣方用药。

1. 强调运气对治疗用药的影响

《三因极一病证方论·卷之五·五运论》，首先对五运六气的基本概念阐释说："夫五运六气，乃天地阴阳运行升降之常道也。"接着又强调了五运六气运动变化的异常则会导致疾病的发生。其曰："五运流行，有太过不及之异；六气升降，则有逆从胜复之差。凡不合于德化政令者，则为变眚，皆能病人。故经云：六经波荡，五气倾移。太过不及，专胜兼并。所谓治化，人应之也，或遇变眚，聿兴灾沴，因郁发以乱其真常，不德而致折复，随人脏气虚实而为病者，谓之时气。与夫感冒中伤，天行疫沴，颖然不同。"《三因极一病证方论·卷之五·六气叙论》："夫阴阳升降，在天在泉，上下有位，左右有纪，地理之应，标本不同，气应异象，逆顺变生，太过

不及，悉能病人。世谓之时气者，皆天气运动之所为也。今先次地理本气，然后以天气加临为标，有胜有复，随气主治，则悉见病源矣。"最后，陈无择又在《三因极一病证方论·卷之五·六气叙论》中，强调了重视五运六气理论的重要性。指出："前哲知夫天地有余不足违戾之气，还以天地所生德味而平治之。经论昭然，人鲜留意，恐成湮没，故叙而纪之。"

此外，在《三因极一病证方论·卷之二·纪用备论》中，陈无择首先强调了天之五运六气对药物的性味和功能的影响。指出："夫阴阳运五气，行乎天地之间，则神明为之纪，故有德化政令变眚之异；物类禀五行，孕于八方之内，则生灵赖其资，故有功能气味性用之殊。""故敷和、彰显、溽蒸、清洁、凄沧者，五气之德也；安魂、育神、益气、定魂、守志者，百药之功也……风热湿燥寒者，五气之令也；酸苦甘辛咸者，百药之味也。"又曰："德化者气之祥，功能者药之良；政令者气之章。"因而，治疗用药需与五运六气相结合。如"古之治法，遇岁主脏害，虽平治之不同，必以所胜而命之……至于折抑主客，郁发胜复，治之亦莫越于功能气味，盖从其德化政令之所为也。""《服饵》云：药不具五味五气，而久服之，虽且获胜，久必暴夭，此之谓也。"

2. 据五运六气理论创制系列方剂

陈无择在阐释五运六气与疾病发生密切关系的基础上，强调因时制宜的治疗思想，并按不同的年份制定了系列方剂治疗时行病。

《三因极一病证方论·卷之五·六气凡例》："司气以热，用热无犯；司气以寒，用寒无犯；司气以凉，用凉无犯；司气以温，用温无犯。司气同其主，亦无犯；异主，则少犯之，是谓四畏。若天气反时，可依时，及胜其主，则可犯，以平为期，不可过也。"告诫医者治疗用药要因时制宜，勿犯四时寒热温凉之气。《三因极一病证方论·卷之五·六气时行民病证治》中，则按不同年份制定了系列方剂治疗时行病。如静顺汤治疗"辰戌岁，太阳司天，太阴在泉，病身热头痛……发为痃疟"；审平汤治疗"卯酉之岁，阳明司天，少阳在泉，病者中热，面浮鼻鼽……便血"；升明汤治疗"寅申之岁，少阳相火司天，厥阴风木在泉，病者气郁热……疮疡烦躁"；备化汤治疗"丑未之岁，太阴湿土司天，太阳寒水在泉，病者关节不利，筋脉拘急……腰椎痛"；正阳汤治疗"子午之岁，少阴君火司天，阳明燥金在泉，病者关节禁固，腰痛……甚则连小腹而作寒中，悉主之"；敷和汤治疗"巳亥之岁，厥阴风木司天，少阳相火在泉，病者中热，而反右胁下寒……时作瘟疠。"

此外，陈无择在《三因司天方》中，依据每年五运、六气及其影响下的时行民病证治特点，制定系列方药16组。六壬年岁木太过，风气流行，脾土受邪，治以苓术汤；六戊年岁火太过，炎暑流行，肺金受邪，治以麦门冬汤；六甲年岁土太过，雨湿流行，肾水受邪，治以附子山茱萸汤；六庚年岁金太过，燥气流行，肝木受邪，治以牛膝木瓜汤；六丙年岁水太过，寒气流行，邪害心火，治以川连茯苓汤。六丁年岁木不及，燥乃盛行，治以苁蓉牛膝汤；六癸年岁火不及，寒乃盛行，治以黄芪茯神汤；六己年岁土不及，风气盛行，治以白术厚朴汤；六乙年岁金不及，炎火盛行，治以紫菀汤；六辛年岁水不及，湿乃盛行，治以五味子汤。辰戌岁太阳司天，太阴在泉，治以静顺汤；卯酉岁阳明司天，少阴在泉，治以审平汤；寅申岁少阳相火司天，厥阴风木在泉，治以升明汤；丑未岁太阴湿土司天，太阳寒水在泉，治以备化汤；子午岁少阴君火司天，阳明燥金在泉治以正阳汤；巳亥岁厥阴风木司天，少阳相火在泉，治以敷和汤。

以己丑年为例，天干计运，己年为土运不及、风气盛行，以飧泄霍乱、体重腹痛、肌肉瞤酸、善怒等脾虚肝旺之症多见。制白术厚朴汤，以治脾虚风冷所伤、心腹胀满疼痛等症，重在健脾，佐以疏肝。其方为白术、厚朴、半夏、桂心、藿香、青皮各三两，炮干姜、炙甘草各半两。地支计气，丑岁为太阴湿土司天，太阳寒水在泉，以胸腹满闷、甚则浮肿、关节不利、身重痿弱、或温疠盛行、远近咸若等湿困凉遏之症多见，制备化汤治之，重在健脾赞阳。其方为木瓜干、茯神各一两，牛膝、炮附子各三分，熟地黄、覆盆子各半两，甘草一分，生姜三分。加减法：自大寒至春分，依正方；自春分至小满，去附子，加天麻、防风各半两；自小满至大暑，加泽泻三分；自大暑直至大寒，并依正方。

白术厚朴汤、备化汤两方各有侧重，制方均考虑天地之气变化与人体脏腑之气的盛衰特点，治以酸平、甘温、苦燥为主，用药中正平和，体现王道之治的"以人为本"配伍思路。《三因极一病证方论》《三因司天方》所载五运、六气系列方剂的配伍特色在于由当年五运、六气特点而知候、取法、制方、用药、化裁，常为后世医书引用，成为一些医家临证遣方用药的重要参考。

（七）运用分项述药方法，方剂研究由博返约

1.创简约实用的方药研究方法

《三因极一病证方论》，书名冠以"三因极一"，但却落脚于"方论"，这正是陈无择顺应当时方书由博返约的趋势，基于对病证整体把握与理解的基础之上，从病因入手，实现了对诸方的审视和淘汰，是一种统率诸方的切于实用的理论体系。陈无择提倡以"名、体、性、用"四字，"读脉经、看病源、推方证、节本草"（《三因极一病证方论·卷之二·五科凡例》），并在其《纂类本草》中直接运用了"分项述药"的方法。南宋陈衍《宝庆本草折衷·诸贤著述年辰》："《纂类本草》，乾道中有缙云先生，不著姓氏，取《本草》药物削冗举要，混合经注，各条以名、体、性、用四字而类之；依嘉祐之本编排部品，中间以一种药析为二条、为三条者多矣；外各立条例，以记名字之节重、德味之单复及炮炙反恶、升合分两诸说，冠之卷首。此书约而易守，炳而易见，真得论述之法。鹤溪道人为序，序

谓'鹤溪俾犹子编括'。"按《三因极一病证方论》序,鹤溪乃陈无择之道号,即其所居地名也,属缙云郡,故题此书曰"缙云"焉。

今人郑金生先生亦在刘时觉《永嘉医派研究》序言中说到:"当人们称赞李时珍《本草纲目》述药分为八项时,罕有人知'分项述药'正是陈无择所倡,并在《纂类本草》中直接运用此法。"此书为后世药学著作采用分项解说的形式开创了先河,如明代《本草品汇精要》《本草纲目》等,即采用此种形式。

由于《纂类本草》原书已佚,我们无从深入探索陈无择这方面的学术成就,但是,就此寻绎陈无择追求简约、切合实用的医学思想,还能指示一二。在之后,《三因极一病证方论》的药性分类有了进一步深入,即以"功、能、气、味、性、用"分类。(《三因极一病证方论·卷之二·纪用备论》)

2. 以三因为基础实现方剂研究由博返约

两晋南北朝医学,以"方书"的大量出现为其特点,至唐代的《千金方》和《外台秘要》,可以说已集方书之大成。但到北宋,这种趋势仍在继续发展。《太平圣惠方》和《圣济总录》,就是这种趋势的集中表现。《太平圣惠方》收方16834首,《圣济总录》更超过两万首。不但一病之下,引方众多;一方之中药味亦愈来愈杂;而且往往同一方名,内容相差很大,如同一牛黄丸方,就有13种不同的配法,而羌活汤方,竟多至22种。这种情况,不但病者无法选择;就是专业医生,也常有无所适从之感。而更重要的是,疾病与治疗之间失掉了理论的联系,使治疗成为试方的手段。这是方书无限发展的一种很不良的结果。特别是熟药所的设立和"局方书"的颁行,成药代替了汤方,更促进了这种按证候求方,而不深究寒热虚实等病变本质的趋势。这种情况,在唐代就引起了某些医学家们的不满。如许引宗(或作许赢宗,或作许嗣宗)就讥讽用多味药品的作法是"猎不知兔，广发原野，冀一人获得"的一种笨方法；疑为五代时著作的《格氏遗书》也主张用药"一味为上，二味次之，多品为下"。到了宋代就更有许多医生，想从实际上纠正这种倾向，使漫无边际的方书，向系统和简约方面发展，而陈无择就是其中之一。

　　陈无择在《三因极一病证方论》中，企图把各种疾病都归入三因，以因辨病，按因施治，从脉象、病源、病候入手，并对众多方药进行筛选鉴别，确认疗效，主张使方药简约而有章可循，使漫无边际的方书由博返约，以求规范化、实用化、普及化。因此，陈无择的三因分类只是手段，其主要目的在于走出一条方剂学的由博返约路径。《三因极一病证方论》自序："俗书无经，性理乖误……不削繁芜，罔知枢要。"因而，削繁知要成为其著作本书的目的之一。《三因极一病证方论·卷之二·大医习业》中更明确地指出，方书之盛，动辄千百卷，若《太平圣惠方》等，"岂特汗牛充栋而已哉"？又云："博则博矣，倘未能反约，则何以适从？予今所述，乃收拾诸经筋髓，其亦反约之道也。"这才是"大医习业"的路径。

　　虽然《三因极一病证方论》，体现了其由博返约的方剂研究方向，但仍不能避免有同名异方的现象，如附子汤曾出现在卷之二"四气兼中治法"和"不内外因中风凡例"中，清脾汤曾出现在卷之六"疟病不内外因证治"和卷之八"脾胃经虚实寒热证治"等等。

3. 所载方剂来源广泛剂型丰富

　　《三因极一病证方论》序言："得方一千五十余道"，但经王象礼等统计该书收载 872 方（无重复使用），即使将重复使用的方剂计算入内，在将正文所有方剂统计之后为 970 方，仍不足陈无择自序所言之"一千五十余"，其中的差别是如何产生的，尚未可知。在本书收载的方剂中，除陈无择的自拟方之外，多源自《伤寒论》《金匮要略》《太平惠民和剂局方》《备急千金要方》《千金翼方》《外台秘要》《产科经验宝庆集》等。

《三因极一病证方论》中，方剂剂型种类非常丰富，方剂剂型种类在方剂的名称中即有标识，经研究发现，该书实际制成的剂型与方名所示剂型每有失符之处。全书共涉及汤、散、丸、丹、膏、酒、饮、饼等12种剂型（还有一方未列明方剂类型），据方名所示剂型可知，使用频率由高到低依次是汤（34%）、散（30%）、丸（20%）、丹（6%）、膏（2.9%）；而实际制成剂型并非如此，使用频率由高到低依次是散（64%）、丸（21%）、丹（5.5%）、膏（2.9%）、汤（1.6%）、酒（1.6%）。可以看出散剂和丸剂应用较多，这可能与散剂、丸剂比较容易保存及携带有关。

另外，值得关注的是，在方名所示为汤剂的剂型，实际制成后仅有14例为传统汤剂，而绝大多数为按照既定要求制成粗末或细末，再加水煎煮或沸水点服，前者实为煮散，虽始创于张仲景，但《伤寒论》中仅半夏汤一方用此，至《太平惠民和剂局方》则颇为常见，后者则类似现在的冲剂，这是《三因极一病证方论》用药剂型的特点，如此煎服，有节省药材的优点。如《伤寒论》中，大陷胸汤原方用量为大黄六两，芒硝一升，甘遂一钱匕；而《三因极一病证方论》中用量为大黄半两，芒硝四钱，甘遂半钱，用法为"右各为末，水三盏，先煮大黄至一盏，入硝煮镕，下甘遂末，煮一沸，分二服，得利止"。而现代研究也表明，煮散较之饮片汤剂，既方便实用，节省药材，又可提高疗效，值得推广应用。

陈无择

临证经验

一、审因论治之临证运用 🦢

陈无择的三因论，是建立在"辨证求因""审因论治"的基础上的，通过诊察症状、证候和病机，而探知疾病的发病原因，并基于三因辨因施治。

如痰饮一证的治疗，陈无择首先将痰饮的病因分为三类。《三因极一病证方论·痰饮叙论》："人之有痰饮病者，由荣卫不清，气血败浊，凝结而成也。内则七情泊乱，脏气不行，郁而生涎，涎结为饮，为内所因；外有六淫侵冒，玄府不通，当汗不泄，蓄而为饮，为外所因。或饮食过伤，嗜欲无度，叫呼疲极，运动失宜，津液不行，聚为痰饮，属不内外因。"在三因分类的基础上，就痰饮的治疗，《三因极一病证方论·痰饮证论》："古方唯分四饮六证，不说三因，不知其因，病源无自。"治外因用大小青龙、桂枝、防己、五苓、承气；治内因用参苓、苓术、八味、参苏；不内外因用十枣、葶苈、大小半夏、控涎、破饮。其中特别提及，控涎丹：甘遂（去心）、紫大戟（去皮）、白芥子（真者）各等分，不过数服，其疾如失，其效如神。

再如，对咳嗽一证的治疗，首先明确咳嗽的三类病因。《三因极一病证方论·卷十二·咳嗽叙论》："微寒微咳，历风所吹，声嘶发咳，热在上焦，咳为肺痿，秋伤湿，冬咳嗽，皆外所因；喜则气散，怒则气激，忧则气聚，思则气结，悲则气紧，恐则气却，惊则气乱，皆能发咳，即内所因；其如饮食生冷，房劳作役，致嗽尤多，皆不内外因。"其后，系统论述了风、寒、暑、湿之外因致咳；喜、怒、思、忧、恐之内因所致五脏六腑咳；以及房劳伤肾，饥饱伤脾，疲极伤肝，叫呼伤肺，劳神伤心之不内外因咳的症状和脉象。对其治疗提出了"治之，当推之三因，随脉证治疗，散之、下之、温之、吐之，以平为期"。在这一原则指导下，列华盖散、五味子汤、白术汤等 14 首方剂分别对证治疗。

纵观《三因极一病证方论》全书，还详细分析了疟疾、衄血、吐血、心痛、眩晕、霍乱、滞下、腰痛等多种疾病的内因、外因及不内外因证，并阐明了其治疗，这种方法自成体系，为后世多种病证的辨证治疗开辟了新的思路。

二、临证选方用药思路及特点

（一）临证用药偏温燥

陈无择遣方用药偏于辛香温燥，这一特点受到当时官修方书《太平惠民和剂局方》的影响。因为《太平惠民和剂局方》属官修，当时医家都很受影响，几乎所有的医方都以"辛香温燥"为主要组成部分；另一方面，与陈无择长期侨居温州，受环境条件的影响有关，温州依山傍海，冬无严寒，夏少酷暑，四季湿润，属海洋性气候，湿之为患尤多，故用药多偏于辛温燥热。《三因极一病证方论·卷之八·脾胃经虚实寒热证治》中，陈无择共列清脾汤、平胃散、补脾汤、养胃汤等 4 方，在这 4 方中多含有温热香燥的草果、人参、桂心，或干姜、附子等。再如，陈无择创制的养胃汤，是在平胃散的基础上增添了藿香、茯苓、人参、附子、草果等温燥特点的药物，此方广泛流传，风行一时，影响至今，温州医生至今在临床上仍习用平胃散、藿香正气散和养胃汤之类芳香化湿、理气和胃的方剂，自有其地土之宜和历史渊源。又如，陈无择《三因极一病证方论·卷之十四·痈疽证治》中，用治一切恶核、瘰疬、痈疽、恶肿等病的五香连翘汤中，含有丁香、沉香、桑寄生、木香等温热药物。

另外，陈无择对麻黄、桂枝的选用，常根据当地地理条件的影响用药。温州一带多温暖潮湿，湿气较重，故用麻黄常去节用汤，以免发汗太过。亦师亦友的卢祖常，记述了陈无择创制和气饮之事。其曰："无择先生每念麻黄、桂枝二汤，世人不识脉证者，举用多错"，而制和气饮，屡试屡验，马上就为众多医家所采用，广泛流传开来。"夫先生岂小补哉？由是乡之富贵贫贱，皆所共闻；闾里铺肆，悉料出卖"，影响巨大。时至今日，温州医家临床还很忌用麻黄、桂枝之类辛温发汗药物，一方面是东南滨海，人禀薄弱，地气温湿，有所不宜，而推究其源，似可远及宋代的陈无择。再如，陈无择治伤寒发斑用玄参升麻汤：玄参、升麻、炙甘草各半两；治狐惑病用桃仁汤：桃仁（去皮尖）、槐子（碎）、艾各一两，姜三片，枣二枚；治胆虚寒用温胆汤：半夏（汤洗去滑）、麦门冬（去心）各一两半，茯苓二两，炒酸枣仁三两，炙甘草、桂心、远志（去心姜汁合炒）、黄芩、草薢、人参各一两，这也是永嘉医派特色的充分体现。

虽然受到历史及地域的影响，陈无择用药偏于辛香温燥，但并不能否认陈无择也同时擅于辨证论治，且对于方药一向持谨慎态度，绝不拘泥于习惯。如"圣散子"是由温热药物组成、用治寒疫的著名方剂。苏东坡曾著文极力推崇，通行一时，苏东坡说，"时疫流行，平旦辄煮一釜，不问老少良贱各饮一大盏，则时气不入其门，平居无病，能空腹一服，则饮食快美，百疾不生"，盛赞其为"真济世卫生之宝也"。然而，陈无择则自有卓识，并不盲从，辨别是非，提出异议。如《三因极一病证方论·卷之六·料简诸疫证治》批评苏东坡的言论说："一切不问，似太不近人情"，进而以"辛未年（宋高宗绍兴二十一年），永嘉瘟疫，被害者不可胜数"，以目睹之事为例，且将此作为圣散子之害唯一的事实证据收录于著作之中，并说"然不妨留以备寒疫",可见陈无择实事求是,不畏权威。

(二)用药顾护人体胃气

陈无择认为,胃气是人身的根本,"正正气,却邪气"是医疗第一要义。他汲取前辈的临床经验,在藿香正气散、不换金正气散的基础上增添药物,创制了"温胃消痰,进食下气"的"养胃汤",药由厚朴(姜制炒)、藿香(去梗)、半夏(汤洗七次)、茯苓各一两,人参、炙甘草、附子(泡去皮脐)、橘皮各三分,草果(去皮)、白术各半两组成。

卢祖常曾语及陈无择立意和创制"养胃汤"的经过:"一日,先生忽访,语及乡达余使君光远,不以平胃散为性燥,唯精修服饵不辍,饮啖康健,两典瘴郡,往返无虞,享寿几百。先生又悟《局方》藿香正气散、不换金正气散,祖出平胃,遂悟人身四时以胃气为本,当以正正气、却邪气为要,就二药中交互增加参、苓、草果为用。凡乡之冬春得患似感冒而非感冒者,秋之为患如疟而未成疟者,更迭问药,先生屡处是汤,随六气增损而给付之,使其平治而已。服者多应。"

陈无择对胃气的认识,除理论和实践上受温州乡绅余某的养生经验启迪外,还有一个很重要的因素,即环境条件。温州依山傍海,冬无严寒,夏少酷暑,四季湿润,属海洋性气候,湿之为患尤多,故宜于应用除湿理气的平胃散和养胃汤之类的方药。因此,陈无择此方一出,即广泛流传,风行一时。此后,其弟子辈作《易简方》系列著作,都引载这个方子,还详细记载了"余使君平胃散"的独特炮制方法,给我们留下了一份宝贵的遗产。温州医生至今在临床上仍习用平胃散、藿香正气散和养胃汤之类芳香化湿、理气和胃的方剂,自有其地土之宜和历史渊源。

(三)重视情志致病因素

《三因极一病证方论》在《内经》情志理论基础上,对七情进行了系统深入的研究,明确提出"七情"一词,并规范为"喜、怒、忧、思、悲、恐、惊"七种情志。《三因极一病证方论》在临证中，重视七情，并以七情为一条主线，贯穿于各科疾病的证治中进行论述，体现了中医病因病机学说以七情为中心系统的思维方法。

《三因极一病证方论·卷之八·内所因论》，首先强调指出："然内所因惟属七情交错，爱恶相胜而为病，能推而明之。"并在此基础之上，创立了七气汤和大七气汤，是分别为虚实而设的代表方。《三因极一病证方论·卷之八·七气汤》："治脏腑神气不守正位，为喜、怒、忧、思、悲、恐、惊忤郁不行，遂聚涎饮，结积坚牢，有如坯块，心腹绞痛，不能饮食，时发时止，发则欲死。半夏（汤洗去滑）五两，人参、桂心、炙甘草各一两。"此汤主治气虚，或由长期心境不佳造成郁积，脏腑虚损，或惊恐气失散乱，故用人参、炙甘草以益气，佐以半夏、桂心行气。至于实证，因系喜怒震惊、脏气不平所致，故用厚朴、紫苏行气破满、疏肝宽胸，重用半夏降逆下气，佐以茯苓除湿行水。又如，《三因极一病证方论·卷之十三·内因腰痛论》："失志伤肾，郁怒伤肝，忧思伤脾，皆致腰痛。"

其次，陈无择对七情学说，从病机、分类、辨证、诊断、治疗及防护等方面均有详细的阐述；他对五劳证的病机分析，在现代临床上也具有启示意义。如《三因极一病证方论·卷之八·五劳证治》："五劳者，皆用意施为，过伤五脏，使五神不宁而为病，故曰五劳。以其尽力谋虑则肝劳，曲运神机则心劳，意外致思则脾劳，预事而忧则肺劳，矜持忘节则肾劳。"在疟疾内所因证治中，也运用了情志分类病机的方法，如《三因极一病证方论·卷之六·疟病内所因证治》："以蓄怒伤肝，气郁所致，名曰肝疟……以喜伤心，心气耗散所致，名曰心疟……以思伤脾，气郁涎结所致，名曰脾疟……以忧伤肺，肺气凝痰所致，名曰肺疟……以失志伤肾，名曰肾疟。"即将疟疾病机分为过喜气耗之心疟、蓄怒气郁之肝疟、忧伤凝痰之肺疟、气郁涩结之脾疟、失志伤肾之肾疟。

此外，陈无择对情志影响脉象变化的机理具有独到的见解。如《三因极一病证方论·卷之一·五脏传变病脉》："因怒则魄门弛张，木气奋激，肺金乘之，脉必弦涩；因喜则神廷融泄，火气赫羲，肾水乘之，脉必沉散；因思则意舍不宁，土气凝结，肝木乘之，脉必弦弱；因忧则魄户不闭，金气涩聚，心火乘之，脉必洪短；因恐则志室不遂，水气旋却，脾土乘之，脉必沉缓。"另陈无择还比较注意日常情志的调理，《三因极一病证方论·卷之二·三因论》："七情者，喜怒忧思悲恐惊是。若将获得宜，怡然安泰，役冒非理，百疴生焉。"

三、临床病证之辨治特点

陈无择《三因极一病证方论》以病因统摄诸方证，卷一至卷七是以外感六淫为主的外所因性疾病；卷八至卷十四的前半部分是以内所因性为主的疾病（比如脏腑寒热虚实诸病），其中但凡能分出三因的疾病必定分三因而论，这部分内容可归属大内科；卷十四的后半部分开始至本书十八卷结束，依次介绍外科、五官科、妇科、小儿诸病。因此，本部分将对陈无择临证辨治中有特色的病证加以重点介绍。

（一）健忘

1. 从三因角度认识健忘

（1）健忘与内所因之七情

陈无择把"健忘"证治作为一种独立病证论述，排在"内所因论"之后，表明其对健忘临床研究的重视，并强调健忘主要是七情内伤所致的病种，在对健忘病因病机的论述中，认为七情之"思"起到重要作用，伤及的脏器，除心以外，脾是关键。

陈无择在《三因极一病证方论·卷之八·七气叙论》明确提出："思伤

脾，其气结。""思"与"意"均是人的精神意识活动，主要包括在记忆、思虑等思维范畴之中。如《三因极一病证方论·卷之九·健忘证治》中，论述健忘证治时说："脾主意与思，意者记所往事，思则兼心之所为也。故论云，言心未必是思，言思则必是心。"认为记忆思维过程不仅归功于心，还要有脾的重点参与。若"思"与"意"的活动过度，可内伤心脾，引发健忘，治疗更要心脾同治。故曰："今脾受病，则意舍不清，心神不宁，使人健忘，尽心力思量不来者是也。或曰：常常喜忘，故谓之健忘，二者通治。"并拟定小定志圆，调理心脾，可治"心气不定，五脏不足"之"忽忽喜忘"。

健忘的病因病机中，陈无择认为除与心脾密切相关外，还与七情中的其他情志所伤相关。如《三因极一病证方论·卷之八·七气证治》："悲伤心胞者，善忘，不识人，置物在处，还取不得，筋挛，四肢浮肿……恐伤肾者，上焦气闭不行，下焦回还不散，犹豫不决，呕逆恶心……惊伤胆者，神无所归，虑无所定，说物不竟而迫。"《三因极一病证方论·卷之八·五噎证治》："夫五噎者，即气噎、忧噎、劳噎、思噎、食噎。虽五种不同，皆以气为主。"又言"皆由喜怒不常，忧思过度，恐虑无时，郁而生涎，涎与气搏，升而不降，逆害饮食"所致。其中的"思噎"就会出现健忘症状，如"思噎者，心怔悸，喜忘，目视䀮䀮"。对于此病证，陈无择以七气汤、大七气汤、五噎散等进行治疗。

（2）健忘与外所因之六淫

陈无择一方面强调健忘主要是七情内伤所致的病证，另一方面，他认为外因六淫也有可能引起健忘。如《三因极一病证方论·卷之一·六经中伤病脉》："暑喜伤心包，湿喜伤脾，热伤心。"而心、心包、脾所伤与健忘的发病关系十分密切。

六淫中的"风"，可造成肝风、心风、脾风、肺风和肾风。如《三因极一病证方论·卷之二·叙中风论》："盖风性紧暴，善行数变，其中人也卒，其眩人也晕，激人涎浮，昏人神乱。"陈无择又在《三因极一病证方论·卷之二·中风治法》中指出："诸有此证，令人心惊，志意不定，恍惚多忘。"并用排风汤治疗，药用白鲜皮、白术、芍药、桂心、川芎、当归、杏仁、防风、甘草、独活、麻黄、茯苓。认为"服此汤安心定志，聪耳明目，通脏腑诸风疾悉主之。"

2. 健忘临证方剂之运用举例

（1）茯苓补心汤

原方：白茯苓、人参、前胡、半夏、川芎各三分，橘皮、枳壳、紫苏、桔梗、甘草（炙）、干姜各半两，当归一两三分，白芍药二两，熟地黄一两半，姜五片，枣一枚。

——《三因极一病证方论·卷之八·心小肠虚实寒热证治》

按语：茯苓补心汤治健忘，是为心之虚寒证所设。原书中记载，用于治疗"心虚寒病……心寒恍惚……善忘"。方中茯苓、人参、甘草、前胡、半夏、干姜补心气温心阳；川芎、当归、白芍、熟地补心血活心窍；橘皮、枳壳、紫苏、桔梗宽胸理气，大枣、生姜益脾和中，全方共奏温心散寒、补心气、治疗健忘之功。

（2）定心汤

原方：茯苓四两，桂心、甘草（炙）、白芍药、干姜（炮）、远志（去心炒）、人参各二两，枣两枚。

——《三因极一病证方论·卷之八·五劳证治》

按语：定心汤治疗"心劳虚寒、惊悸、恍惚多忘"。陈无择认为"心劳"是"五劳"之一种，而"五劳"并不是"传尸骨蒸"，而是情志伤及五脏为病。如《三因极一病证方论·卷之八·五劳证治》："世医例以传尸骨蒸为五劳者，非也。"又云："五劳者，皆用意施为。过伤五脏，使五神不宁而为病，故曰五劳。以其尽力谋虑则肝劳，曲运神机则心劳，意外致思则脾劳，预事而忧则肺劳，矜持志节则肾劳。"所以，定心汤是为虚寒之心劳所设，方中桂心、干姜能温心阳；人参、白芍药、炙甘草能补心气、益心血；茯苓、远志则能宁心神，全方共奏养心气、补心血，治疗健忘之功。

（3）小定志圆

原方：菖蒲（炒），远志（去心，姜汁淹）各二两，茯苓、茯神、人参各三两，辰砂为衣。

——《三因极一病证方论·卷之九·健忘证治》

按语： 小定志圆治疗"心气不定"，"忽忽喜忘，朝差暮剧，暮差朝发"。

方中菖蒲、远志开窍祛痰，辰砂镇静安神，人参、茯苓、茯神则填土益脾。因脾为中土，脾主思为万物所归。小定志圆治疗健忘，增强记忆，遵循心窍宜开，脾土宜静，认为调理心脾是重要的环节。

（4）菖蒲益智圆

原方：菖蒲（炒）、远志（去心姜汁淹炒）、人参、桔梗（炒）、牛膝（酒浸）各一两一分，桂心三分，茯苓一两三分，附子（炮去皮脐）一两。

——《三因极一病证方论·卷之九·健忘证治》

按语： 菖蒲益智圆，用来治疗"喜忘恍惚"，能"安神定志，聪耳明目"，陈无择《三因极一病证方论》中所载的菖蒲益智圆的药物组成，与《备急千金要方》中的菖蒲益智丸基本相同，只是一些药物的剂量、炮制和服法略显不同。方中菖蒲、远志开心窍，祛痰浊；人参、茯苓补脾气，宁中土；桂心、附子治偏于心肾阳虚之健忘；桔梗、牛膝一升一降，交通心肾，水火既济，乃巧妙之处。全方体现心与脾、肾共理以治健忘的用药思路。

（二）消渴

消渴之名，首见于《素问·奇病论》。除消渴病名外，《内经》对此病多称为"消瘅"，或简称"消"。到了宋代，官修的《太平圣惠方》首次明确提出"三消"一词，陈无择《三因极一病证方论》亦有《三消脉证》之目，分型与《诸病源候论》《外台秘要》类似，但在总病证名称上取"消渴"之名，如《三因极一病证方论》中有《消渴叙论》；而在讨论消渴分型时，使用"三消"，如《三消脉证》。因此，医籍之中或称"三消"，或称"消渴"，名异义同。

1. 依据三因辨治消渴

陈无择《三因极一病证方论·卷之十·消渴叙论》中，首先明确消渴的概念。其曰："夫消渴，皆由精血走耗，津液枯乏，引饮既多，小便必利，寝衰微，肌肉脱剥，指脉不荣，精髓内竭。"其次，又强调三因均可导致消渴。指出："推其所因，涉内外与不内外。古方不原病本，但出禁忌，似属不内外因。药中乃用麻黄远志，得非内外兼并。况心虚烦闷，最能发渴，风寒易湿，病冷作热，入于肾经，引水自救，皆明文也。不知其因，施治错谬，医之大患，不可不知。"同时，又对平时容易忽视之外因加以强调。如《三因极一病证方论·卷之十·料简》中云："或云渴无外所因，且伤寒脉浮而渴属太阳，有汗而渴属阳明，自利而渴属少阴；及阳毒伤寒，倍重燥盛而渴甚者，有中暑伏热，累取不差而渴者，有瘴毒气染，寒热而渴者，得非外因？"陈无择在《三消治法》中未列外所因消渴方药的原因在于，"治法如《伤寒论》中，不复繁引"。

陈无择将消渴病机分为三类，以脉证提挈消渴病之纲领。如《三因极一病证方论·卷之十·三消脉证》："渴病有三：曰消渴、消中、消肾。"一为"消渴"。如"消渴属心，故烦心，致心火散蔓，渴而引饮。经云：脉软散者，当病消渴。诸脉软散，皆气实血虚也"。二为"消中"。如"消中属脾，瘅热成，则为消中。消中复有三，有寒中、热中、强中。寒中，阴胜阳郁，久必为热中。经云：脉洪大，阴不足，阳有余，则为热中；多食数溲，为消中；阴狂兴盛，不交精泄，则为强中"。三为"消肾"。如"消肾属肾，盛壮之时，不自谨惜，快情纵欲，极意房中，年长肾衰，多服丹石，其气既丧，石气孤立，唇口干焦，精溢自泄，不饮而利。经云：肾实则消。不渴而小便自利，名曰消肾，亦曰内消"。陈无择除阐明消渴属心，消中属脾，消肾属肾之外，还分析和罗列了不同病机和鉴别要证。亦即，消渴——病机为心火散漫——病证表现为口渴引饮；消中——病机为瘅热成（内热）——病证表现为多食数溲，不生肌肉；消肾——病机为肾衰石气孤立——病证表现为唇口干焦，精液自溢，不饮而利。这种分型归类，经金元诸家的充实发扬而历用不衰，其好处在于对消渴病不同证型进行了脏腑定位，因而给临床辨证用药，提供了不少方便。

2. 消渴临证方剂之运用举例

《三因极一病证方论·卷之十·三消治法》中载方26首，真珠圆、烂金圆、鹿茸圆等，为上焦燥热、气津两伤、阴损及阳而设，其立意深刻，配伍精巧。

（1）真珠圆

原方：知母（一法）一两一分，川连（去毛，一法）一两，苦参（一法）一两，玄参（一法无），铁胤粉（研）一两一分，牡蛎（煅）一两一分，朱砂（别研）二两，麦门冬（去心）、天花粉各半两，金箔、银箔各二百片，一法白扁豆煮去皮一两。先用栝蒌根汁下一服，次用麦门冬熟水下。

——《三因极一病证方论·卷之十·三消治法》

按语：真珠圆用来治疗"心虚烦闷""烦渴"，"口干舌燥，引饮无度"，属心火旺耗伤阴液，而致口渴引饮，病属本虚标实者。因此，治宜清心安神，养阴生津。真珠圆中，铁胤粉、朱砂、金银箔、煅牡蛎重镇安神，苦参、玄参、川连、知母清热泻火，麦门冬、天花粉养阴生津止渴。

（2）苁蓉圆

原方：苁蓉（酒浸）、磁石（煅碎）、熟地黄、山茱萸、桂心、山药

（炒）、牛膝（酒浸）、茯苓、黄芪（盐汤浸）、泽泻、鹿茸（去毛切，醋炙）、远志（去心，炒）、石斛、覆盆子、五味子、萆薢、破故纸（炒）、巴戟（酒浸）、菟丝子（酒浸）、龙骨、杜仲（去皮剉），姜汁制，炒丝断，各半两，附子（炮，去脐），一个重六钱。

——《三因极一病证方论·卷之十·三消治法》

按语：陈无择重视消渴本虚标实之根本，因此在病退之后，要求"次投苁蓉圆补"。苁蓉圆中，熟地黄、山茱萸、泽泻、山药、茯苓有六味地黄丸之意，滋补肾中之阴；附子、鹿茸、苁蓉、破故纸、巴戟、菟丝子、覆盆子、桂心补肾中之阳气，牛膝、杜仲、萆薢补肾壮腰膝；远志、龙骨、磁石安神定志，交通心肾；黄芪、石斛、五味子益气养阴生津止渴。

（3）鹿茸圆

原方：鹿茸（去毛切，炙）三分，麦门冬（去心）二两，熟地黄、黄芪、鸡膍胵（麸炒）、苁蓉（酒浸）、山茱萸、破故纸（炒）、牛膝（酒浸）、五味子各三分，茯苓、玄参、地骨皮各半两，人参三分。

——《三因极一病证方论·卷之十·三消治法》

按语：鹿茸圆治疗"肾虚消渴，小便无度"，是由肾气虚衰所致，治宜补肾益气，养阴生津。鹿茸圆中鹿茸、熟地黄、茯苓、苁蓉、山茱萸、破故纸、牛膝补益肾中阳气；鸡膍胵即鸡内金消食健脾，固精止遗；黄芪、麦门冬、五味子、玄参、地骨皮益气养阴生津止渴。

（三）喘证

《内经》对于喘证论述内容较多。如《灵枢·五阅五使》："肺病者，喘息鼻张。"《灵枢·本脏》："肺高则上气肩息。"《素问·大奇论》："肺之壅，喘而两胠满。"喘息、鼻张、肩息，均是指喘证发作时轻重不同的临床表现。其中，以喘息为轻，鼻张、肩息则重，提示病变主脏在肺。又《素问·经脉别论》："有所堕恐，喘出于肝，淫气害脾；有所惊恐，喘出于肺，淫气伤心；度水跌仆，喘出于肾与骨……"提示喘证虽然以肺为主，但可涉及肾、心、肝、脾等脏。

1. 对喘证的认识与诊断

《三因极一病证方论·卷之十三·喘脉证治》，将喘的病机概括为："夫五脏皆有上气喘咳，但肺为五脏华盖，百脉取气于肺，喘即动气，故以肺为主。"认为肺为喘证的主要病机所在。《素问·五脏生成论》亦云："诸气者，皆属于肺。"肺司呼吸，为气机出入之门，赖其宣肃功能使气道通畅，呼吸调匀。肺又外合皮毛，内为五脏华盖，朝百脉而通他脏。肺为娇脏，不耐邪侵，若外邪侵袭，或他脏病气上犯，皆可使肺失宣降，肺气胀满，壅阻气道，呼吸不利，发为喘促，如肺虚气失所主，亦可少气不足以息而为喘，再如脾经痰浊上干，中气虚弱，或肝气逆乘，亦均与肺相关。

陈无择对于喘证虚实的鉴别，以病人右手寸口以前之脉断虚实。《三因极一病证方论·卷之十三·喘脉证治》："病者右手寸口气口以前，脉阴实者，手太阴肺经实也，肺必胀，上气喘逆，咽中塞，如与呕状，自汗皆肺实证。若气口以前脉虚者，必咽干无津，少气不足以息，此乃肺虚气乏也。"

2. 喘证临证方剂之运用举例

（1）麦门冬汤

原方：麦门冬（去心）一两一钱，半夏（汤洗）六钱一字，人参一分，甘草（炙）一分，粳米二钱，枣二个。

——《三因极一病证方论·卷之十三·喘脉证治》

按语：麦门冬汤治疗"火逆，上气喘急，咽喉不利"，能"止逆下气"，用来治疗肺胃津伤，虚火上炎，咳唾涎沫，气逆而喘者。方中麦门冬养阴生津，清降虚火，润肺益胃；人参、甘草、大枣益气生津，补中益肺；半夏降逆和胃，开通胃气，祛痰除涎。全方共奏清养肺胃，降逆下气之功。

（2）清肺汤

原方：紫菀茸、杏仁（去皮尖）、诃子（煨去，核）各二两，汉防己一两，鸡子白皮一片。

——《三因极一病证方论·卷之十三·喘脉证治》

按语： 清肺汤治疗"上气脉浮""咳逆，喉中如鸡声""喘息不通，呼吸欲绝"，方中紫菀润肺下气，消痰止咳；杏仁祛痰止咳，平喘；诃子敛肺下气止咳；汉防己利水消肿，鸡子白皮养阴清肺，全方共奏平降肺气，消痰平喘之功。

（3）理气圆

原方：杏仁（去皮尖，麸炒，别研）、桂枝（去皮）各一两，益智（去皮）、干姜（炮）各二两。

——《三因极一病证方论·卷之十三·喘脉证治》

按语： 理气圆治疗"气不足，动便喘啜"，"远行久立，皆不任"，属于喘咳日久肺肾气虚之虚喘，理气圆能温阳益肺，平喘降逆，方中桂枝、益智、干姜温补肺肾之阳，杏仁祛痰止咳平喘，全方共奏益肺肾阳气，平喘降逆之功。

（四）自汗盗汗

1.明确辨析自汗盗汗

早在《内经》中，即对汗出的生理病理有相当的认识。如《素问·宣明五气》："五脏化液，心为汗。"《灵枢·决气》："腠理发泄，汗出溱溱，是谓津。"《灵枢·决气》："夺血者无汗，夺汗者无血。"明确指出汗液为人体津液的一种，与血有着密切联系，汗血同源，为心所主。而且，提出生理性的汗出，与气温高低以及衣着薄厚有密切关系。《灵枢·五癃津液别》："天暑衣厚则腠理开，故汗出……"汗出异常的病证方面，提到了多汗、寝汗、灌汗、绝汗等。《金匮要略·水气病脉证并治》首先记载了盗汗的名称，并认为由虚劳所致为多。即"食已汗出，又常暮盗汗出者，此劳气也"。《伤寒论·辨太阳病脉证病治上》，则有"自汗出"的记载。

《三因极一病证方论·卷之十·自汗证治》中，首次明确辨析自汗、盗汗。如"无问昏醒，浸浸自出者，名曰自汗；或睡着汗出，即名盗汗，或云寝汗"。白昼不因劳作活动而时时自行汗出为自汗，而盗汗则为睡着后汗出，醒来自止的汗出。同时，陈无择还指出因生理活动增加而致的汗出不得称为自汗，即"若其饮食劳役，负重涉远，登顿疾走，因动汗出，非自汗也"。

2. 阴阳虚实论病机

《三因极一病证方论·卷之十·自汗证治》，认为阴阳之虚实均可导致自汗。指出："人之气血，犹阴阳之水火，平则宁，偏则病，阴虚阳必凑，故发热自汗，如水热自涌；阳虚阴必乘，故发厥自汗，如水溢自流。"但究其临证方剂，正元散为治疗阳虚所致自汗之方，而麦煎散则治疗阴虚之盗汗，因此陈无择对于自汗盗汗的病机认识，也有了自汗为阳虚、盗汗属阴虚之分。

对于自汗、盗汗的治疗，陈无择强调要先"考其所因"。《三因极一病证方论·卷之十·自汗证治》："考其所因，风暑涉外，喜怒惊恐涉内，房室虚劳涉不内外，理亦甚明。其间如历节、肠痈、脚气、产蓐等病，皆有自汗，治之，当推其所因为病源，无使混滥。如《经脉别论》所载，但原其汗所出处，初非自汗证也，不可不知。"陈无择提出对于多种疾病中表现的自汗，应注意针对病源进行治疗，方能收到良好效果。

3. 自汗盗汗临证方剂之运用举例

（1）正元散

原方：人参、白茯苓、白术各三两，黄芪一两半，甘草（炙）、乌药（去木）、山药（姜汁浸，炒）、附子（炮，去皮脐）、川芎、干葛各一两，桂心、乌头（炮，去皮尖）各半两，红豆（炒）、干姜（炮）、橘皮各三钱，姜三片，枣一个，盐少许，浮麦。

——《三因极一病证方论·卷之十·自汗证治》

按语： 正元散治疗"下元气虚""自汗""阳气渐微，手足厥冷""少气羸困，一切虚寒"，常服可"助阳消阴，正元气，温脾胃，进饮食"，止自汗。方中人参、白茯苓、白术、炙甘草、黄芪益气以敛汗；乌药、附子、桂心、乌头、干姜温阳以摄阴；川芎、干葛升阳活血；山药、红豆、橘皮、大枣健脾益胃，全方共奏温阳益气敛汗之功。

（2）麦煎散

原方：秦艽二两，柴胡（去苗）二两，大鳖甲（醋煮三五十沸，净去裙襕，别用醋涂炙黄）二两，干漆（炒青烟尽）、人参、茯苓、干葛、川乌（炮，去皮尖）各一两，玄参三两，小麦三七粒。

——《三因极一病证方论·卷之十·自汗证治》

按语： 麦煎散治疗"荣卫不调，夜多盗汗"之阴虚盗汗。方中秦艽、柴胡、大鳖甲、玄参滋阴潜阳，清虚热；人参、茯苓、川乌、干漆、干葛益气温阳活血，小麦敛汗，全方共奏滋阴益阳敛汗之功。

（五）呕吐

1. 呕吐成因非仅限于胃

呕吐是指胃失和降，气逆于上，迫使胃中之物从口中吐出的一种病证。《内经》对呕吐发生的原因论述甚详。如《素问·举痛论》："寒气客于肠胃，厥逆上出，故痛而呕也。"《素问·六元正纪大论》："火郁之发，民病呕逆。"《素问·至真要大论》："诸呕吐酸……皆属于热。""厥阴司天，风淫所胜……食则呕。""少阴之胜，炎暑至，呕逆。""少阳之胜，热客于胃，呕酸善饥。""燥淫所胜，民病害呕，呕有苦。""太阴之复，湿变乃举，饮食不化，呕而密默，唾吐清液。"说明外感六淫之邪，均可引起呕吐。《素问·脉解》："所谓食则呕者，物盛满而上溢，故呕也。"指出了饮食停滞，胃气上逆，故发生呕吐。此外，《素问·厥论》："太阴之厥，则腹满膜胀，后不利，不欲食，食则呕，不得卧。"提出了呕吐的发生与脾有关。《灵枢·经脉》："肝足厥阴之脉，是主肝所生病者，胸满呕逆。"《灵枢·四时气》："邪在胆，逆在胃，胆液泄，则口苦，胃气逆，则呕苦。"认为呕吐可由肝胆之气犯胃而引起。

陈无择《三因极一病证方论》基于《内经》所论，强调呕吐的发生"虽本于胃，然所因亦多端"。如《三因极一病证方论·卷之十一·呕吐叙论》："呕吐虽本于胃，然所固亦多端，故有寒热、饮食、血气之不同，皆使人呕吐。据论云：寒气在上，忧气在下，一气并争，但出不入。此亦一涂，未为尽论。且如气属内因，则有七种不同；寒涉外因，则六淫分异，皆作逆。但郁于胃则致呕，岂拘于忧气而已。况有宿食不消，中满溢出，五饮聚结，随气番吐，痼冷积热，及瘀血凝闭，更有三焦漏气走哺，吐利泄血，皆有此证，不可不详辨也。"指出呕吐的成因不一，可由多种不同的原因引起。

2. 呕吐据因分证型

《三因极一病证方论·卷之十一·呕吐叙论》中，依据不同的病因把呕吐分作了寒呕、热呕、痰呕、食呕、血呕、气呕以及漏气和走哺几类。《三因极一病证方论·卷之十一·呕吐叙论·寒呕证治》："病者胃中寒，心下淡淡，四肢厥冷，食即呕吐，名曰寒呕。或因伤食，多致伤胃气；或因病曾经汗下，致胃气虚冷之所为也。"《三因极一病证方论·卷之十一·呕吐叙论·热呕证治》："病者胃中挟热烦躁，聚结涎沫，食入即吐，名曰热呕。或因胃热伏暑，及伤寒浮热不解，湿疸之类，皆热之所为也。"《三因极一病证方论·卷之十一·呕吐叙论·痰呕证治》："病者素盛今瘦，肠中沥沥有声，食入即呕，食与饮并出，名曰痰呕。或因气郁，涎结于胃口；或因酒食甜冷，聚饮之所为也。"《三因极一病证方论·卷之十一·呕吐叙论·食呕证治》："病者胸腹胀闷，四肢厥冷，恶闻食臭，食入即呕。朝食暮吐，暮食朝吐，名曰食呕。此由饮食伤脾，宿谷不化之所为也。"《三因极一病证方论·卷之十一·呕吐叙论·血呕证治》："病者心下满，食入即呕，血随食出，名曰血呕。此由瘀蓄冷血，聚积胃口之所为也。"《三因极一病证方论·卷之十一·呕吐叙论·气呕证治》："病者心膈胀满，气逆于胸间，食入即呕，呕尽却快，名曰气呕。胃者，足阳明，合荣于足，今随气上逆，结于胃口，故生呕病也。"《三因极一病证方论·卷之十一·呕吐叙论·漏气证治》："病者身背皆热，肘臂挛痛，其气不续，膈间厌闷，食入，则先吐而后下，名曰漏气。此因上焦伤风，开其腠理，上焦之气，剽悍滑疾，遇开即出，经气失道，邪气内着，故有是证。"《三因极一病证方论·卷之十一·呕吐叙论·走哺证治》："病者下焦实热，大小便不通，气逆不续，呕逆不禁，名曰走哺。此下焦气，起于胃下口，别入回肠，注于膀胱，并与胃传糟粕而下大肠，令大小便不通，故知下焦实热之所为也。"同时，《三因极一病证方论》在依据不同病因把呕吐分作不同证型的同时，还按因给予不同的方药进行治疗。

3. 呕吐临证方剂之运用举例

（1）四逆汤

原方：甘草（炙）一钱，干姜三钱三字，附子（生，去皮脐）六钱重。

——《三因极一病证方论·卷之十一·呕吐叙论·寒呕证治》

按语：四逆汤治疗"寒呕脉弱"，方中附子回阳救逆，益气助阳；干姜温中散寒，回阳通脉；炙甘草补气温阳，全方共奏温阳救逆，散寒止呕之功。

（2）小柴胡汤

原方：柴胡二两，半夏（汤去滑，六钱一字），黄芩、人参、甘草（炙）各三分，生姜五片，枣一枚。

——《三因极一病证方论·卷之十一·呕吐叙论·热呕证治》

按语：小柴胡汤治疗热呕，方中柴胡清散邪热；黄芩清泄邪热；人参、炙甘草、大枣益气和中；半夏、生姜和胃止呕，全方共奏和解少阳，和胃降逆，扶正祛邪之功。

（3）大半夏汤

原方：半夏（汤洗十次完用）二两，人参（切）三钱三字。

——《三因极一病证方论·卷之十一·呕吐叙论·痰呕证治》

按语：大半夏汤治疗痰呕，"心气不行，郁生涎饮，聚结不散，心下痞硬""肠中沥沥有声，食入即吐"，方中半夏燥湿化痰，降逆止呕；人参补虚益胃；白蜜甘润缓中，全方共奏补中化痰降逆之功。

（4）大养胃汤

原方：厚朴（去皮）、生姜（剉）各二两，肥枣（剉）三两，白术、山药（炒）、人参、川芎、橘皮、当归、五味子、藿香、甘草（炙）、枇杷叶（刷毛，姜炙）、黄芪各一两，姜三片，枣一个。

——《三因极一病证方论·卷之十一·呕吐叙论·食呕证治》

按语：大养胃汤治疗"饮食伤脾，宿谷不化，朝食暮吐，暮食朝吐"，"胃虚寒气在上，忧气在下，二气并争，但出不入，呕不得食"，属于胃中虚寒的呕吐。方中人参、白术、山药、炙甘草、大枣、生姜、黄芪补脾养胃益气；当归、川芎、橘皮、厚朴、藿香行气和胃止呕；枇杷叶、五味子生津降逆止呕，全方共奏健脾益胃，温中止呕之功。

（六）哕逆

呃逆，是以气逆上冲，喉间呃呃连声，声短而频，令人不能自制为特征的病证。别名称哕，《内经》对本病的病因病机及治疗等方面皆有论述。如《灵枢·口问》："谷入于胃，胃气上注于肺。今有故寒气与新谷气，俱还入于胃，新故相乱，真邪相攻，气并相逆，复出于胃，故为哕。"阐明了寒热不调，饮食失宜而呃逆的病变过程。对本病的治疗，《灵枢·杂病》有

"哕，以草刺鼻嚏，嚏而已，无息而疾引之立已，大惊之亦可已"的记载。这种用取嚏、撼气、大惊等简易疗法，通过转移病人的注意力而达到止呃的目的，至今对呃逆之轻者，仍有其应用价值。《金匮要略·呕吐哕下利病脉证治》将本病概括为三种类型：一曰实证，即"哕而腹满，视其前后，知何部不利，利之则愈"；二曰寒证，即"干呕哕，若手足厥者，橘皮汤主之"；三曰虚热证，即"哕逆者，橘皮竹茹汤主之"等。对哕逆的认识，较《内经》更为深入。唐·孙思邈所著《备急千金要方·卷十六·呕吐哕逆》，载方11首专为呃逆而设；《千金翼方·卷十八·杂病上》亦载治呃逆方15首。《外台秘要·卷六》总结了晋唐以前治疗哕逆的经验，丰富了本病的治疗。

1. 首提哕逆与胃膈有关

陈无择认为，本病的病变部位除与胃有关外，还与膈有关，揭示了呃逆的病变关键，并指出通过哕声可以判断疾病的所在及预后。如《三因极一病证方论·卷之十一·哕逆论证》："胃实即嗳，胃虚则哕"，因此"凡吐利后，多作哕"，"胃中虚，膈上热，故哕"。此外哕声还能判断预后，"或至八九声相连，收气不回，至于惊人者。若伤寒久病，得此甚恶，《内经》所谓坏府者是也"。并引用杨上善的解释来进一步说明："津泄者，知盐器之漏；声嘶者，知琴弦之绝；叶落者，知槁木之摧。举此三物衰坏之微以比哕，故知是病深之候也。亦有哕而心下坚痞眩悸者，以膈间有痰水所为，其他病则各有治法。"

2. 哕逆临证方剂之运用举例

（1）橘皮竹茹汤

原方：橘皮二两，人参一两，甘草（炙）半两，竹茹一小块，姜五片，枣二个。

——《三因极一病证方论·卷之十一·哕治法》

按语：橘皮竹茹汤治疗"胃中虚冷，每一哕至八九声相连，收气不回，至于惊人"。方中橘皮理气和胃以止呃；竹茹清热安胃，降逆止呕；半夏、生姜和胃降逆止呕；人参、大枣、炙甘草益气补虚和胃，全方共奏理气和胃，降逆止呃之功。

（2）羌活散

原方：羌活、附子（炮，去皮脐）、茴香（炒）各半两，木香、干姜（炮）、丁香各一两。

——《三因极一病证方论·卷之十一·哕治法》

按语：羌活散用于治疗阴寒内盛之"咳逆"，方中羌活、附子、茴香、干姜温里散寒；木香行气降逆；丁香温中降逆，全方共奏温里降逆之功。

（3）丁香散

原方：丁香、柿蒂各一钱，甘草（炙）、良姜各半钱。

——《三因极一病证方论·卷之十一·哕治法》

按语：丁香散治疗"咳逆噎汗"，方中丁香温胃散寒，降逆止呃；柿蒂降逆止呃，专治呃逆；良姜、炙甘草温中散寒止呕逆，全方共奏温中益气、降逆止呃之功。

（七）泄泻

1. 以三因概括泄泻病源

泄泻，又称腹泻。即指大便次数增多，类质清稀，甚至大便如水样为特征的病证。历代医书对本病有多种不同的病证名称，如"胃泄""脾泄""大肠泄""肾泄""飧泄""溏泄""濡泄"等，陈无择在《三因极一病证方论·卷之十一·泄泻叙论》中明确指出："方书中所载泻利，与经中所谓洞泄、飧泄、溏泄、溢泄、濡泄、水谷注下等其实一也。"明确将多种病名统一为泄泻。

此外，陈无择还从三因学说的角度，较全面地分析了泄泻的病因病机。

如《三因极一病证方论·卷之十一·泄泻叙论》:"所因有内、外、不内外差殊耳。经云:寒甚为泄;春伤风,夏飧泄。论云:热湿之气,久客肠胃,滑而利下,皆外所因。喜则散,怒则激,忧则聚,惊则动,脏气隔绝,精神夺散,必致溏泄,皆内所因。其如饮食生冷,劳逸所伤,此不内外因。以此类推,随证主治,则不失其病源也。"陈无择强调了三因均可致泄,病因不同,表现差异很大,外所因如寒、风、热、湿;内所因如喜、怒、忧、惊等七情;不内外因如饮食生冷、劳逸等均可致泄。

2. 泄泻治疗重视脾胃

陈无择在《三因极一病证方论·卷之十一·泄泻叙论》中将泄泻分为虚寒、实热、冷热泄,并分别列方进行治疗。而对于泄泻治疗的认识,陈无择认为应分为三步,《三因极一病证方论·卷之十一·泄泻叙论·料简》:"凡治泻须先理中焦,如理中汤、圆等是也;次即分利水谷,如五苓散等是也。治中不效,然后断下,即用禹余粮、赤石脂等是也。"

陈无择还引用《内经》经文,来强调泄泻治疗的必要。《玉机真脏论》云:五虚死,谓脉细,皮寒,少气,前后泄利,饮食不入,得此必死。其有生者,浆粥入胃,泄注止,则活也。"又引用《金匮要略》强调泄泻之脉的变化,并提出治疗伤于寒、风、湿、暑泄泻之方剂:"六腑气绝于外者,手足寒,上气脚缩;五脏气绝于内者,下利不禁,甚者手足不仁。脉沉弦者为下重,脉大者为未止。泄利手足厥冷,无脉,灸之不温,脉不还,微喘者死。有微热而渴,自汗,脉或微弦数弱,法并当自愈。或脉沉迟而面少赤,身微热,郁冒汗出而解,必微厥。所以然者,以其面戴阳,下虚故也。泄利后,腹胀满,身体疼痛者,先温其里,宜四逆汤;后攻其表,宜桂枝汤。"陈无择云:"上件《金匮》节文,虽于三因不甚分明,其脉不可不究。既用四逆治伤寒,不妨用桂枝加附子治伤风,术附加桂治伤湿,五苓散治伤暑,皆可类推。"

最后，陈无择还指出了对于泄泻病名的称谓不一，归类不同，因此在学习的过程中，应提起注意。"又古方泄利与滞下，共为一门，《千金》又以宿食不消在热痢类，门类混滥，后学难明，不可甄别也"。

3. 泄泻临证方剂之运用举例

（1）羊肉扶羸圆

原方：精羊肉一斤半（微断血脉，焙干取末，四两），白姜（炮）一两，川椒（去目，炒出汗）、肉豆蔻（煨）各一两，木香一分，附子（炮，去皮脐）、神曲（炒）各半两。

——《三因极一病证方论·卷之十一·泄泻叙论·虚寒泄泻治法》

按语：羊肉扶羸圆治疗虚寒泄泻，"老人虚人，尤宜服之"。方中羊肉补虚益气；附子、白姜、川椒温中散寒止泻；肉豆蔻、神曲、木香温中涩肠；行气消食，全方共奏益气健脾，养胃和中止泻之功。

（2）小承气汤

原方：大黄（酒洗）半两，厚朴（姜制）一两，枳实（剉，炒去瓤）一分。

——《三因极一病证方论·卷之十一·泄泻叙论·实热泄泻治法》

按语：小承气汤治疗实热燥屎所致之泄泻，泄泻却用大黄，是《内经》"通因通用"之治疗方法，如果不是实热之证，则不能用之。方中大黄苦寒通地道，以润肠和胃；枳实苦寒，以消痞实，厚朴苦温除胀满，共奏和胃润肠，止泻之功。

（3）补脾散

原方：麦蘖（炒）三两，神曲（炒）二两，茴香（炒）、草果（逐个用面裹，煨熟）、厚朴（制）、干姜（炮）、陈皮各一两，木香（生）半两，甘草（炙）半两。

——《三因极一病证方论·卷之十一·泄泻叙论·冷热泄泻治法》

按语：补脾散治疗"脾泄不止，食积不消""腹痛肠鸣"，即脾阳不足，食积不消之泄泻，方中麦蘖、神曲、草果消食化积，除寒止泻；厚朴、木香、陈皮理气调脾止泻；干姜、炙甘草、茴香温中散寒，全方共奏益气健脾，散寒止泻之功。

（八）霍乱

霍乱，是以起病急骤，卒然发作，上吐下泻，腹痛或不痛为特征的疾病。因病因起于顷刻之间，挥霍撩乱，故以霍乱名之。对于此病的认识，《素问·六元正纪大论》提出感受热邪及湿邪伤脾而发为霍乱，并在"霍乱"前面冠以"吐下"突出本病的主要临床表现为上吐下泻。《灵枢·五乱》则有"清气在阴，浊气在阳……清浊相干，乱于肠胃，则为霍乱"之论。这些论点，至今仍为临床解释霍乱发病的重要理论根据。汉·张仲景《伤寒论·辨霍乱病脉证并治》中，较系统地阐发了霍乱的辨证论治。晋·葛洪《肘后备急方·卷二·治卒霍乱诸急方》中，初步揭示了霍乱的发病与内伤饮食复感外邪密切相关。隋·巢元方《诸病源候论·霍乱病诸候》在首论中形象地描绘了本病发作的特点，除阐明其基本的临床表现还对霍乱的主症进行分述，如"霍乱呕吐候""霍乱下利候"等，还对本病的变证亦分别立论。唐·孙思邈《备急千金要方·卷二十·霍乱》强调饮食所伤在霍乱发病中的重要意义，并批驳了认为本病是由于鬼神作祟的观点；同时还注意到，在本病病变过程中的饮食宜忌，实践证明，在霍乱的治疗过程中，禁食是一个很重要的环节，唐代对霍乱的认识有所深化。

1. 辨明霍乱及其三因

陈无择首先辨析伤寒与霍乱的关系。《三因极一病证方论·卷之十一·霍乱叙论》："而读《伤寒论》者，见有'本是霍乱，今是伤寒'之说，便谓霍乱即伤寒。殊不知因伤寒致霍乱，只是外因一证尔。"进而指出霍乱的病因，除与感受外邪、饮食所伤外，还与情志有关。其曰："盖其病涉于内、外、不内外三种具备……况风暑湿皆有此证，殊不知喜怒忧思，饮食饥饱，皆能致霍乱之证，故不得不备论。"并立七气汤"治喜怒忧思悲恐惊七情郁发，致五脏互相刑克，阴阳反戾，挥霍变乱，吐利交作，寒热眩晕，痞满咽塞"。有关情志因素而致霍乱者，自陈无择提出后，明·王肯堂、张景岳等皆相呼应，直至清·王孟英《随息居重订霍乱论》，亦指出了情志之论，说明七情失调在霍乱发病中，确实起到一定的作用。

陈无择在《三因极一病证方论·卷之十一·霍乱叙论》中，还描述了霍乱的病势和病证表现。指出："夫霍乱之病，为卒病之最者。以人起居无它，挥霍之间，便至变乱，闷绝不救，甚为可畏，临深履危，不足以谕，有生之流，不可不达其旨趣。"强调了霍乱起病之急，病势之危重。同时，《三因极一病证方论·卷之十一·霍乱诸证》作了进一步描述："霍乱者，心腹卒痛，呕吐下利，憎寒发热，头痛眩晕。先心痛，则先吐；先腹痛，则先下；心腹俱痛，吐利并作，甚则转筋，入腹则毙。霍乱恶证，无越于斯。"

最后，《三因极一病证方论·卷之十一·霍乱诸证》，提及霍乱的病机和治疗。指出："此盖阴阳反戾，清浊相干，阳气暴升，阴气顿坠，阴阳痞隔，上下奔逸。扶救不先，治之唯宜温暖，更详别三因，随内外以调之；不尔，则坐视困踣也。"

2. 霍乱证治之中重情志

《三因极一病证方论·卷之十一·霍乱叙论》中，将霍乱的证治按照三因分为：霍乱外因证治、霍乱内因证治、不内外因证治。其中，内因证治之情志致病因素，为陈无择首次提出，对后世医家认识霍乱产生了一定的影响。

《三因极一病证方论·卷之十一·霍乱外因证治》："诸恶风恶寒，有汗无汗，重着烦毒，皆外所因。盖伤风则恶风有汗，伤寒则恶寒无汗，冒湿则重着，伤暑则热烦。此虽常论，挥霍之间，仓卒不辨，遂致错误。乱经反常，为害不浅，岂止'本为霍乱，今是伤寒'而已哉，当随外所因治之乃可。"并在《三因极一病证方论·卷之十一·外因料简》中，指出所感邪气之不同，中人经络之不同，治疗方剂亦有所不同。"凡外所因，必自经络传入脏腑，须以脉证推其所因，随经调之，则尽善矣。假如伤寒在太阴经，当用四逆汤；少阴经，当用附子麻黄汤；厥阴经，当用理中汤；若在太阳经，还用麻黄汤；阳明经，养胃汤；少阳经，小柴胡汤。风暑湿亦然。风则桂枝汤；暑则香薷饮、五苓散；湿则苓术汤、渗湿汤，皆可于诸门随证捡用，不复繁引"。

《三因极一病证方论·卷之十一·霍乱内因证治》："诸大喜伤心，则气散；大怒伤肝，则气激；忧伤肺，则气聚；思伤脾，则气结；恐伤肾，则气却；惊伤胆，则气乱。脏气既郁，聚结涎饮，痞隔不通，遂致满闷，随其胜复，必作吐利，当从外（疑为'内'）所因治之。"

《三因极一病证方论·卷之十一·霍乱不内外因证治》："诸饱食脍炙，恣飧乳酪，水陆珍品，脯醢杂殽，快饮寒浆，强进旨酒，耽纵情欲不节，以胃为五脏海，因脾气以运行，胃既膜胀，脾脏停凝，脏气不行，必致郁发，遂成吐利，当从不内外因治之。"

此外，《三因极一病证方论·卷之十一·霍乱凡例》还对霍乱转筋的机理进行了论述："转筋者，以阳明养宗筋，属胃与大肠，令暴下暴吐，津液顿亡，外伤四气，内积七情，饮食甜腻，攻闭诸脉，枯削于筋，宗筋失养，必致挛急，甚则卵缩舌卷，为难治。"

3. 霍乱临证方剂之运用举例

（1）理中汤

原方：人参、干姜（炮）、白术、甘草（炙）各三两。若转筋者，加石膏煅三两；若脐上筑者，肾气动也，去术，加桂心四两，肾恶燥，故去术，恐作奔豚，故加桂；吐多者，去术，加生姜三两；下多者，复用术；悸者，加茯苓二两；渴欲得水，加术，合前成四两半；腹中痛，加人参，合前成四两半；若寒者，加干姜，合前成四两半；腹满者，去术，加附子。

——《三因极一病证方论·卷之十一·霍乱外因证治》

按语： 理中汤列在霍乱外因证治之中，用于治疗"治霍乱吐下，胀满，食不消，心腹痛"，属于脾胃虚寒之霍乱，方中干姜温运中焦，祛散寒邪，恢复脾阳；人参补气健脾；白术健脾燥湿；炙甘草调和诸药而兼补脾和中，全方共奏温中祛寒，补益脾胃之功。

（2）七气汤

原方：半夏（汤洗）五两，厚朴（姜制）、桂心各三两，茯苓、白芍药各四两，紫苏叶、橘皮各二两，人参一两，姜七片，枣一个。

——《三因极一病证方论·卷之十一·霍乱内因证治》

按语： 七气汤治疗因情志导致的霍乱，"喜怒忧思悲恐惊七气郁发，致五脏互相刑克，阴阳反戾，挥霍变乱，吐利交作，寒热眩晕，痞满咽塞"，方中半夏和胃降逆，化痰开结；厚朴、橘皮行气开郁，下气除满；茯苓、大枣渗湿健脾；生姜辛散温行，和胃而止呕。紫苏叶芳香疏散，宣肺疏肝；白芍则平抑肝阳，养血收阴，全方共奏行气开郁，降逆止呕之功。

（3）红圆子

原方：蓬术（剉）、三棱（剉）各二两，同以米醋煮一伏时，胡椒一两，青皮（炒）三两，阿魏一分。

——《三因极一病证方论·卷之十一·霍乱叙论·不内外因证治》

按语： 红圆子列在霍乱不内外因证治之中，用于治疗"饮食不节，宿食留饮"或"因气不调，冲冒寒湿"，导致的"吐利并作，心腹绞痛"之霍乱。方中蓬术、三棱活血化瘀，破血行气，消积止痛；胡椒、青皮温中散寒，下气消痰，止呕；阿魏消积，散痞；生姜甘草汤则能补脾益肺，散寒化饮。

（九）痉证

痉证，是以项背强急，四肢抽搐，甚至角弓反张为主要表现的病证，虽然可以单独发病，但尤多并发于他病的过程中，痉古亦称作瘛。早在《内经》，就有许多有关痉证的论述。如《素问·至真要大论》："诸痉项强，皆属于湿。"首先把湿邪和痉病紧密联系在一起。又云："诸暴强直，皆属于风"，"暴强直"是痉证的主要特征之一。《内经》把它归属风病，说明风邪亦是导致痉证的重要外感因素。《内经》还记载了经脉为病出现的类似发痉的症状，如《素问·骨空论》："督脉为病，脊强反折。"《灵枢·经脉》："经筋之病，寒则反射筋急。"在《素问·气厥论》中，还有"柔痉"之病名，言"肺移热于肾，传为柔痉"。可见在《内经》中，痉证就有刚柔之分了。《内经》对痉证的论述，奠定了外邪致痉的理论基础，并为后世认识痉证的病机提供了理论依据。汉·张仲景《金匮要略》中最早立专篇论述了痉病，首开辨治本病之先河，且已较为系统，对后世影响甚大。

1. 明确痉证的病因和病位

陈无择《三因极一病证方论》有关痉证的"正虚邪中"之说，正是以《金匮要略》为理论根据，认为本证的成因是"亡血邪袭""病位在筋"。在《三因极一病证方论·卷之七·痉叙论》中，首先强调了痉证发生的外在因素。指出："夫人之筋，各随经络结束于身，血气内虚，外为风寒湿热之所中则痉。故寒则紧缩，热则弛张，风则弦急，湿则胀缓，四气兼并，当如常说。"其次，对痉证进行了分类。即"以风散气，故有汗而不恶寒，曰柔痉；寒泣血，故无汗而恶寒，曰刚痉"。而后，又对痉的主证进行病机分析。指出："热消气，故为瘫纵；湿溢血，故为缓弱。经中所谓大筋软短，小筋弛长，软短为拘，弛长为痿，皆湿热不攘之所为也。"同时，强调了痉证发生的病因和病位。"原其所因，多由亡血，筋无所营，故邪得以袭之。

所以伤寒汗下过多，与夫病疮人，及产后致斯病者，概可见矣"。最后，陈无择又对其脉象加以描述和鉴别说："诊其脉皆沉伏弦紧，但阳缓阴急，则几几拘挛；阴缓阳急，则反张强直，二证各异，不可不别。"陈无择所论，与《内经》《金匮要略》相较，发明不多，但是更为明确肯定。故张景岳评论说："自仲景后，惟有陈无择能知其因，曰多由亡血，筋无所营，因而成痉。"

2. 依据病因类分痉证

《三因极一病证方论·卷之七·痉叙例治法》："病者身热足寒，头项强急，恶寒，时头热面赤，目脉赤，独头动摇，卒口噤，背反张。以发热，恶寒不恶寒，有汗无汗分刚柔者，风寒痉也；脉沉细，即为湿痉。疮疡未合，风入，为破伤风；湿入，为破伤湿。二者害人最急，仓卒不知其因，甚难忍。痈疽瘰疬，脓溃之后，尤宜谨之，产妇汗多，或因怒厥，皆成此病。治之各有方治。"

3. 痉证临证方剂之运用举例

（1）栝蒌桂枝汤

原方：栝蒌根一两，桂心、白芍药各三两，甘草（炙）二两，姜五片，枣二枚。

——《三因极一病证方论·卷之七·痉叙例治法》

按语：栝蒌桂枝汤治疗柔痉，"身体强，几几然，脉反沉迟，自汗。"方中栝蒌根生津润燥；桂心、白芍药、炙甘草、姜、枣为桂枝汤发汗解表，调和营卫，全方共奏解肌祛邪，舒缓筋脉之功。

（2）葛根麻黄汤

原方：葛根四两，麻黄（去节）三两，桂心、白芍药、炙甘草各二两，姜五片，枣三枚。

——《三因极一病证方论·卷之七·痉叙例治法》

按语：葛根麻黄汤治疗刚痉，"无汗，小便少，气上冲胸，口噤不能语"。方中葛根解表退热，生津解痉，麻黄发汗解表，桂心、白芍药、炙甘草、生姜、大枣为桂枝汤发汗解表，调和营卫，全方共奏开表逐邪，调和表里之功。

（3）防风散

原方：防风（去叉）、天南星（汤）各等分。

——《三因极一病证方论·卷之七·痉叙例治法》

按语：防风散治疗破伤风，"风自诸疮口入……项强，牙关紧，欲死"。方中防风祛风解表、解痉；天南星燥湿化痰，祛风解痉，消肿散结，全方共奏祛风化痰，息风解痉之功。

（十）腰痛

腰痛，是指以腰部疼痛为主要症状的一类病证，腰痛作为病人的一种自觉症状，是一个临床常见证候之一，它可能出现在多种疾病的病变过程中。《内经》对腰痛有大量的论述，特别是《素问·刺腰痛论》，对足三阴三阳、奇经八脉病变引起的各种腰痛症状，作了专题的阐述，并分别提出针刺治疗的原则与取穴，在病因病机方面《内经》所述，亦颇丰富翔实，诸如肾虚、外邪、寒湿、内伤、瘀血、时令，皆不乏论述。《金匮要略》在论虚劳、水气、伏饮、五脏风寒积聚诸病中，皆曾提到"腰痛"之证，并为寒湿、肾虚腰痛设有甘姜苓术汤温经去湿，八味肾气丸治疗虚劳腰痛。《诸病源候论·腰痛候》对腰痛的病因病机进行了初次汇总，共中首条肾虚是发病之本，其余风痹、劳役、闪坠、寝卧湿地则是直接致病因素。其论点是以"肾经虚损，风冷乘之"作为总的病机指要。《备急千金要方·腰病第七》之大意，悉本《诸病源候论》之说，并出论一首、方十八首、针灸导引八首。

1. 据三因分类腰痛

陈无择《三因极一病证方论·卷之十三·腰痛叙论》，批评《诸病源候论》腰痛有五之说，未称全备，而提倡三因分论。他说："夫腰痛虽属肾虚，亦涉三因所致。"该书论外因腰痛依据《素问·刺腰痛论》的六经分型，并总结"太阳少阴多中寒，少阳厥阴多中风，太阴阳明多中燥湿"，此虽出自六经，亦有指导意义。内因方面，分失志伤肾，郁怒伤肝，忧思伤脾，并各列辨证要点，对内伤腰痛的脏腑定位，已近落实。至于不内外因腰病，则分为肾著（劳作、衣湿引起）、切腰痛（坠堕闪挫引起）、房劳疲力（耗竭精力引起）三种，可称理致简赅，所出方亦颇有代表性。

2. 腰痛治疗重视六经及脏腑

对于腰痛的认识，陈无择在《三因极一病证方论·卷之十三·腰痛叙论》中指出，腰痛虽属肾虚，但其因可分为三："夫腰痛，虽属肾虚，亦涉三因所致，在外则脏腑经络受邪，在内则忧思恐怒，以至房劳坠堕，皆能致之。方书五种之说，未为详论，但去圣逾远，文籍简脱，难以讨论，虽是缺文，不可弃置，随其有无，提其纲目，庶几后学以类推寻，为治疗之典据耳。"

对于外因腰痛，《三因极一病证方论·卷之十三·外因腰痛论》，依据《素问·刺腰痛论》的六经分型："太阳腰痛，引项脊尻骨如重状；阳明腰痛，不可以顾，顾则如有所见，善悲；少阳腰痛，如针刺其皮，循循然，不可俛仰，不可以顾；太阴腰痛，烦热，腰下如有横木居其中，甚则溲遗；少阴腰痛，痛引脊内；厥阴腰痛，腰中强急，如张弩弦状。"同时对六经的特点进行了概括："此举六经以为外因治备，大抵太阳、少阴多中寒；少阳、厥阴多中风热；太阴、阳明多燥湿，以类推之，当随脉别。"

对于内因腰痛，《三因极一病证方论·卷之十三·内因腰痛论》指出情志内伤亦可致腰痛。其曰："失志伤肾，郁怒伤肝，忧思伤脾，皆致腰痛者，以肝肾同系，脾胃表里，脾滞胃闭，最致腰痛。"并且对其脏腑有明显的定位。如"其证虚羸不足，面目黧黑，远行久立，力不能尽，失志所为也；

腹急，胁胀，目视眈眈，所祈不得，意淫于外，宗筋弛纵，及为白淫，郁怒所为也；肌肉濡渍，痹而不仁，饮食不化，肠胃胀满，闪坠腰胁，忧思所为也。准此，从内所因调理施治"。

对于不内外因腰痛，《三因极一病证方论·卷之十三·不内外因腰痛论》将其分为三种："肾著腰痛，腰冷如冰，身重不渴，小便自利，食饮如故，腰以下冷，重如带五千钱，因作劳汗出，衣里冷湿，久久得之。臀公对切腰痛者，伛偻肿重，引季胁痛，因于坠堕，恶血流滞，及房劳疲力，耗竭精气，致腰疼痛。准此，从不内外因补泻施治。"

3. 腰痛临证方剂之运用举例

（1）独活寄生汤

原方：独活三两，桑寄生、杜仲（制，炒断丝）、细辛（去苗）、牛膝、秦艽（去土）、茯苓、白芍药、桂心（不见火）、芎䓖、防风（去芦）、甘草（炙）、人参、熟地黄、当归各二两。

——《三因极一病证方论·卷之十三·腰痛治法》

按语：独活寄生汤治疗肾虚外所因之腰痛，由于"肾气虚弱，卧冷湿地，当风所得"，导致"偏枯冷痹，缓弱疼重，或腰痛挛，脚重痹"。此方属于标本兼顾，扶正祛邪之剂，方中独活、桑寄生祛风除湿，养血和营，活络通痹；牛膝、杜仲、熟地黄补益肝肾，强壮筋骨；川芎、当归、芍药补血活血；人参、茯苓、甘草益气扶脾；细辛搜风治风痹；桂心祛寒止痛；秦艽、防风祛周身风寒湿邪。

（2）安肾圆

原方：补骨脂（炒）、葫芦巴（炒）、茴香（炒）、川楝（炒）、续断（炒）各三两，桃仁（麸炒，去皮尖，别研）、杏仁（如上法）、山药（炒，切）、茯苓各二两。

——《三因极一病证方论·卷之十三·腰痛治法》

按语： 安肾圆治疗内所因肾虚腰痛，"阳事不举，膝骨痛，耳鸣，口干，面色黧黑，耳轮焦枯"。方中补骨脂温肾助阳，纳气止泻；葫芦巴补肾阳，祛寒湿；茴香、川楝散寒止痛，理气和胃；续断补肝益肾，活络止痛；桃仁活血祛瘀止痛；杏仁、山药、茯苓益肺养脾，全方共奏温肾益阳，通络止痛之功。

（3）熟大黄汤

原方：大黄（切如豆大）、生姜（切）各半两。

——《三因极一病证方论·卷之十三·腰痛治法》

按语： 熟大黄汤治疗外所因之腰痛，"堕坠闪胸，腰痛不能屈伸"。方中熟大黄凉血解毒，逐瘀通经；生姜温经散寒，全方共奏活血温经，祛瘀止痛之功。

（十一）痿证

痿证，是指筋脉弛缓，软弱无力，甚至手不能握物，足不能任身，日久渐至肌肉萎缩，不能随意运动的一类病证。《内经》对本证，记述颇详，除散见各篇的零星断句外，《素问·痿论》则专篇论证了痿论的病因、病机、证候、鉴别、治法等，为本病奠定了理论基础。此外，《素问·痿论》还把痿证分为皮痿、脉痿、筋痿、肉痿、骨痿等五种，认为它们是五脏内热引起五体失养所产生的五类不同的证候，在本病治疗原则上，《素问·痿论》认为，要"各补其荥，而通其俞，调其虚实，和其逆顺，筋脉骨肉，各以其时受月"，也就是说要谨守病机，察其五脏失调的具体情况，随宜调理。另外《素问·痿论》还对前人"治痿独取阳明"的原则，予以演释，这一观点，为后世多所引用，成为治痿的一项重大原则。本病在汉、晋、隋、唐时期，较少专题论述，多混于风、痹、厥、虚劳诸证之中。究其原因，可能由于《素问·痿论》所述症状与诸证多雷同之故。

1. 明确痿证脏气不足的本质

陈无择《三因极一病证方论·卷之九·五痿叙论》，则重温《素问·痿论》之原旨，认为人身五体为五脏所属。其曰："夫人身之有皮毛、血脉、筋膜、肌肉、骨髓以成形，内则有肝、心、脾、肺、肾以主之。"并明确指出痿证之病因在于，"若随情妄用，喜怒不节，劳佚兼并，致五脏精血虚耗，荣卫失度，发为寒热，使皮血、筋骨、肌肉痿弱，无力以运动，故致痿躄。"并通过与"柔风脚弱"的对比中，直接点明了痿证病机属内的特点："状与柔风脚弱皆相类，以脉证并所因别之，不可混滥。柔风脚气，皆外所因；痿躄则属内，脏气不足之所为也，审之。"这是对《内经》诸痿证病机的总赅。

2. 痿证的分类及治疗

《三因极一病证方论·卷之九·五痿证例》中，将痿证分为皮痿、脉痿、筋痿、肉痿、骨痿，并论述了五痿的病因病机和病证表现。如皮痿，"病者肺热，皮虚弱薄著，足痿躄，其色白而毛败，名曰皮痿，由肺热叶焦使然也。肺为五脏长，有所失亡，所求不得，则发肺鸣，肺鸣则肺叶焦。论曰：五脏因肺热焦，发为痿躄"。脉痿，"病者心下热，膝腕枢纽如折去而不相提挈，胫筋纵缓，不能任其地，其色赤而络脉溢，名曰脉痿。由悲哀太甚，阳气内动，数溲血。故本病论曰：大经空虚，发为肌痹，传为脉痿"。筋痿，"病者肝热，口苦，筋膜干，筋急而挛，其色苍而爪枯，名曰筋痿。由思想无穷，所愿不得，意淫于外，入房太甚，宗筋弛纵，及为白淫。故《下经》曰：筋痿者，生于肝，使内也"。肉痿，"病者脾热，胃干而渴，肌肉不仁。其色黄而肉蠕动，名曰肉痿。由渐于湿地，以水为事，居处下泽，濡渍，痹而不仁。故《下经》曰：肉痿者，得之湿地也"。骨痿，"病者肾热，腰脊不举，骨枯而髓减，其色黑而齿槁，名曰骨痿。因有所远行劳倦，遇大热而渴，阳气内乏，热舍于肾，致水不胜火，则骨枯而髓虚。故《下经》曰：骨痿者，生于大热也"。

在治疗法则方面，《三因极一病证方论·卷之九·五痿治法》提出"诸治痿法，当养阳明与冲脉"，并引用《内经》之文解释其机理所在。指出"阳明主胃，乃五脏六腑之海，主润宗筋，束骨以利机关。冲脉者，诸经之海，主渗灌溪谷，与阳明合养于宗筋，会于气街，属于带脉，络于督脉。故阳明虚，则宗筋纵，带脉不引，故足痿不用也。治之，各补其荥而通其输，调其虚实，和其逆顺，至筋脉骨肉各得其旺时，病乃已矣"。且所列加味四斤圆等8张方子，也多半皆温养肝肾、益气养营之品，虽然这种治法未被金元大家所效法，但它对于明以后治疗重补益下焦肝肾精血的医风，无疑是具有启迪作用。

3. 痿证临证方剂之运用举例

（1）上丹

原方：五味子半斤，百部（酒浸一宿，焙）、菟丝子（酒浸，别研）、肉苁蓉（酒浸）、杜仲（炒断丝）、巴戟（去心）、远志（去心）、枸杞子、防风（去叉）、白茯苓、蛇床子（炒）、山药、柏子仁（别研）各二两。春，煎干枣汤；夏，加五味子四两；四季月，加苁蓉六两；秋，加枸杞子六两；冬，加远志六两。

——《三因极一病证方论·卷之九·五痿治法》

按语：上丹能"养五脏，补不足，秘固真元"，"均调二气，和畅荣卫，保神守中"。方中五味子收敛固涩，益气生津，补肾宁心；百部滋阴润肺止咳；菟丝子、肉苁蓉、杜仲、巴戟、枸杞子补肾益精壮阳，养肝明目；远志、柏子仁安神益智，祛痰解郁；白茯苓、山药渗湿利水，健脾和胃，宁心安神；防风、蛇床子燥湿杀虫，祛风止痒，温肾壮阳，全方共奏补肾壮阳，润肺宁心，健脾和胃，补五脏治痿证之功。

（2）加味四斤圆

原方：苁蓉（酒浸）、牛膝（酒浸）、天麻、木瓜干、鹿茸（燎去毛，切，酥炙）、熟地黄、菟丝子（酒浸通软，别研细）、五味子（酒浸），各等分。

———《三因极一病证方论·卷之九·五痿治法》

按语：加味四斤圆治疗肝肾不足之痿，方中肉苁蓉、菟丝子、牛膝温肾壮阳，壮腰膝；熟地黄补血滋润，益精填髓；鹿茸补气血，益精益髓，强筋骨；木瓜干、五味子清心润肺，健胃益脾，全方共奏补益肝肾，强筋壮骨之功。

（3）藿香养胃汤

原方：藿香、白术、白茯苓、神曲（炒）、乌药（去木）、缩砂仁、薏苡仁（炒）、半夏曲、人参各半两，荜澄茄、甘草（炙）各三钱半，生姜五片，枣二枚。

———《三因极一病证方论·卷之九·五痿治法》

按语：藿香养胃汤治疗脾胃虚弱之痿证，"由阳明虚，宗筋无所养，遂成痿躄"。方中藿香、生姜解表化湿，理气和胃；白术、白茯苓、薏苡仁、缩砂仁渗湿利水，健脾和胃；神曲、半夏曲消食宽中；荜澄茄温中散寒，行气止痛；人参、炙甘草、大枣健脾益气，全方共奏健脾益气养筋之功。

（十二）痈疽

痈疽之名，最早见于《内经》。《灵枢·痈疽》对痈的特点、病因病机、预后已有论述。"夫血脉荣卫，周流不休，上应星宿，下应经数。寒邪客于经脉之中则血泣，血泣则不通，不通则卫气归之，不得复反，故痈肿……营卫稽留于经脉之中，则血泣而不行，不行则卫气从之而不通，壅遏而不得行，故热。大热不止，热胜则肉腐，肉腐则为脓。然不能陷，骨髓不为焦枯，五藏不为伤，故命曰痈……痈者，其皮上薄以泽，比其候也"。《灵枢·脉度》又云："六府不和，则留为痈。"张仲景在《金匮要略·疮痈肠痈浸淫病脉证并治第十八》里对痈的病脉、判断有脓无脓已有较为详细的描述。孙思邈《备急千金要方·卷二十二·痈疽第二》中，对痈的病因、类证鉴别、治疗亦有深入的阐发。古代文献中，痈与疽、发病的概念常不是区分很清楚，就痈与疽而言，《灵枢·痈疽》："黄帝曰：何谓疽？岐伯曰：热气淳盛，下陷肌肤，筋髓枯，内连五脏，血气竭，当其痈下，筋骨良肉皆无余，故命曰疽。疽者，上之皮夭以坚，状如牛领之皮；痈者，其皮上薄以泽，此其候也。"

1. 明确痈疽气郁血热的病机

《三因极一病证方论·卷之十四·痈疽叙论》指出，痈疽的病因可由三因所致，气郁血热为其病机。如"发背痈疽者，该三因而有之。论云：痈疽瘰疬，不问虚实寒热，皆由气郁而成。经亦云：气宿于经络，与血俱涩而不行，壅结为痈疽。不言热之所作而后成痈者，此乃因喜怒忧思有所郁而成也。又论云：身有热，被风冷搏之，血脉凝泣不行，热气壅结而成；亦有阴虚，阳气凑袭，寒化为热，热成则肉腐为脓者，此乃外因，寒热风湿所伤而成也。又服丹石及炙煿酒面、温床厚被所致，又尽力房室，精虚气节所致者，此乃因不内外所伤而成也。故知三因备矣"。陈无择对于痈和疽还进行了鉴别，并指出通过脉象来进行辨别。其曰："又论云：疔者，节也；痈者，壅也；疽者，沮也。如是，但阴阳不平，有所壅节，皆成痈疽。又曰，阴滞于阳则发痈，阳滞于阴则发疽。而此二毒，发无定处，当以脉别之。浮洪滑数则为阳，微沉缓涩则为阴，阴则热治，阳则冷治。"

2. 提出痈疽证治需依三因

《三因极一病证方论·卷之十四·痈疽证治》，指出痈疽的病证表现以及辨别脓成之方法。如"病者脉数，身无热，而反洒淅恶寒，若有痛处，背发其痈肿，欲知有脓无脓，以手掩肿上，热者，为有脓，不热为无脓，此亦大略说也。自有脉不数，不热而疼者，盖发于阴也，不疼尤是恶证，不可不知"。

对于痈疽的治疗，陈无择指出治疗虽有"四节八事"，但还应依据三因而治，如《三因极一病证方论·卷之十四·痈疽叙论》："治之之要，虽有四节八事，所谓初觉，则宣热投毒；已溃，则排脓止痛；脓尽，则消毒长肌；恶肉尽，则长肌傅痂。次序固明，若不别其因，施治亦昧。故治法中，有用远志宣热者，得非内因乎？至于外因，则用大黄；不内外因，则用甘草。"同时，还批评了不别三因而治的错误："世医但泥方书，多用五香连翘与漏芦二汤，更不知三因所自，其可守一法而普攻之？既得其因，又须观病浅深，与证候吉凶，寒则温之，热则清之，虚则补之，实则泻之，导以针石，灼之艾炷，破毒溃坚，以平为期，各有成法。"《三因极一病证方论·卷之十四·痈疽证治》中又指出："凡热盛脉数，即用漏芦，并单煮大黄等汤；不甚热，脉缓弱，只投五香连翘汤；其它依四节八事次序，及推三因以用药，未有不全济也。"

3. 痈疽临证方剂之运用举例

（1）通圣双行汤

原方：大黄（蒸）一两，木鳖（去壳，切）、防风、枳壳、桔梗、甘草各一分。

——《三因极一病证方论·卷之十四·痈疽证治》

按语：通圣双行汤治疗外因之痈疽，"伤风寒暑湿，或泣或散，使气血滞凝，肉腐为脓，壅结成痈疽，随处发作"。方中大黄清湿热，泻火凉血，祛瘀解毒；木鳖消肿散结，解毒，追风止痛；防风发表祛风，胜湿止痛；枳壳破气，行痰，消积；桔梗宣肺祛痰，利咽排脓；甘草补脾益气，清热解毒，缓急止痛，调和诸药，全方共奏祛风胜湿，清热解毒，消肿散痈之功。

（2）独圣汤

原方：甘草（半斤，生，剉）。

——《三因极一病证方论·卷之十四·痈疽证治》

　　按语：独圣汤治疗不内外因之痈疽，"服金石，及食炙煿、饮酒、房劳为痈疽，及诸恶疮疼痛"。方中甘草能清热解毒，缓急止痛，补脾益气，治疗痈疽恶疮之疼痛。

（3）远志酒

　　原方：远志不以多少，汤洗去泥，捶去心。上一味，为末，酒一盏。

　　　　　　　　　　　　——《三因极一病证方论·卷之十四·痈疽证治》

　　按语：远志酒治疗内因之痈疽，"有忧怒等，气积而内攻，则痛不可忍"。方中远志祛痰消肿，酒活血止痛，散寒助阳。

（十三）眼疾

1. 眼睛与五脏精气相关

　　陈无择秉承《灵枢·大惑论》关于眼睛与脏腑精气相关的理论，指出："五脏六腑之精气，皆上注于目而为之精。精之窠为眼，骨之精为瞳子，筋之精为黑眼，血之精为络，其窠气之精为白眼，肌肉之精为约束。"《三因极一病证方论·卷之十六·眼叙论》："夫眼者，五脏之精明，一生之至宝，如天之有日月，其可不保护之。然骨之精为瞳子，属肾；筋之精为黑眼，属肝；血之精为络果，属心；气之精为白眼，属肺；肉之精为约束，属脾。契筋骨血气之精，与脉并为系，系上属于脑，后出于项中。"

2. 详列眼疾的三因证治

　　《三因极一病证方论·卷之十六·眼叙论》中，对眼疾产生的三因进行了如下初步归类："故六淫外伤，五脏内郁，饮食房室，远视悲泣，抄写雕镂，刺绣博奕，不避烟尘，刺血发汗，皆能病目。"同时，指出了眼疾之"五脏三阳"，又曰："故方论有五轮、八廓、内外障等，各各不同；尤当分其所因，及脏腑阴阳，不可混滥。如目决其面者，为兑眦，属少阳；近鼻上为外眦，属太阳；下为内眦，属阳明。赤脉从上下者，太阳病；从下上者，阳明病；从外走内者，少阳病。此三阳病，不可混也。睛色赤，病在心；色白，病在肺；色青，病在肝；色黑，病在肾；色黄，病在脾；色不可名者，病在胃中。此五脏三阳病，不可混也，仍叙三因于后。"

此后，《三因极一病证方论·卷之十六·三因证治》中，又详述了眼病三因的具体证治。内所因，为"病者喜怒不节，忧思兼并，致脏气不平，郁而生涎，随气上厥，逢脑之虚，侵淫眼系，荫注于目，轻则昏涩，重则障翳，眵泪努肉，白膜漫睛，皆内所因"。外所因，为"或数冒风寒，不避暑湿，邪中于项，乘虚循系以入于脑，故生外翳。医论中所谓青风、绿风、紫风、黑风、赤风、白风、白翳、黄翳等，随八风所中，变生诸证，皆外所因"。不内外因，为"或嗜欲不节，饮酒无时，生食五辛，热啖炙煿，驰骋田猎，冒涉烟尘，劳动外精，丧明之本，所谓恣一时之游佚，为百岁之固愆，皆不内外因，治之各有方"。

3. 眼疾临证方剂之运用举例

（1）羌活散

原方：羌活、川芎、天麻、旋覆花、青皮、天南星（炮）、藁本各一两，姜三片，薄荷七叶。

——《三因极一病证方论·卷之十六·三因证治》

按语：羌活散治疗外所因之眼疾，"风毒气上攻，眼目昏涩，翳膜生疮"。方中羌活解表散寒，祛风胜湿，止痛；川芎活血行气，祛风止痛；天麻平肝祛风止痛；旋覆花消痰下气，软坚行水；青皮疏肝破气，散结消痰；天南星祛风止痉，散结消肿；藁本祛风散寒，除湿止痛。

（2）洗肝散

原方：白蒺藜一两半，防风、羌活各半两，马牙硝二两，甘草一分。

——《三因极一病证方论·卷之十六·三因证治》

按语：洗肝散治疗内所因之眼疾，"治肝热，赤脉贯睛，涩痛，冲风泪下，兼治热血攻心"。方中白蒺藜疏肝解郁，祛风明目；防风祛风解表，胜湿止痛；羌活解表散寒，祛风胜湿，止痛；马牙硝清热退翳明目；甘草清热解毒。

（3）蛤粉圆

原方：上色蛤粉（细研）、黄蜡等分，猪肝一片。

——《三因极一病证方论·卷之十六·三因证治》

按语：蛤粉圆"治雀目，不拘久近，但日落便不见物"。方中上色蛤粉清热解毒；黄蜡解毒，生肌定痛；猪肝补肝明目，养血益气，生津润燥之功。

（十四）鼻衄

1.鼻衄可由三因而致

鼻腔出血，称为鼻衄，它是血证中最常见的一种。《三因极一病证方论》将衄血按三因分为，外因衄血、内因衄血以及不内外因衄血，并依据不同病因给鼻衄以不同的病名，如情志因素影响到五脏而发生的鼻衄，称为五脏衄，因饮食因素及饮食过多所致者称为酒食衄，因外伤所致者称为折伤衄。正如《三因极一病证方论·卷之九·失血叙论·外因衄血证治》云："病者因伤风寒暑湿，流传经络，阴阳相胜，故血得寒则凝泣，得热则淖溢，各随脏腑、经络，涌泄于清气道中，衄出一升一斗者，皆外所因。治之各有方。"《三因极一病证方论·卷之九·失血叙论·内因衄血证治》云："病者积怒伤肝，积忧伤肺，烦思伤脾，失志伤肾，暴喜伤心，皆能动血，蓄聚不已，停留胸间，随气上溢，入清气道中，发为鼻衄，名五脏衄。"《三因极一病证方论·卷之九·失血叙论·不内因证治》："病者饮酒过多，及啖炙煿、五辛、热食，动于血，血随气溢，发为鼻衄，名酒食衄；或堕车马，打扑伤损，致血淖溢，发为鼻衄，名折伤衄。"

2.鼻衄临证方剂之运用举例

（1）桂枝栝蒌根汤

原方：桂心、白芍药、栝蒌根、甘草（炙）、川芎各等分。

——《三因极一病证方论·卷之九·失血叙论·外因衄血证治》

按语：桂枝栝蒌根汤治疗外因伤风鼻衄，"治伤风汗下不解，郁于经络，随气涌泄，衄出清血；或清气道闭，流入胃管，吐出流血，遇寒泣之，色必瘀黑者"。方中桂心、白芍药、炙甘草有桂枝汤之意，祛风解肌，调和营卫；风邪入里化热，伤及血络，栝蒌根能泻火生津；川芎祛风止痛，石膏清热止痛除烦，全方共奏祛风清热、凉血止血之功。

（2）止衄散

原方：黄芪六钱，赤茯苓、白芍药各三钱，当归、生干地黄、阿胶（炙）各三钱。

——《三因极一病证方论·卷之九·失血叙论·内因衄血证治》

按语：止衄散治疗内伤七情鼻衄，"治气郁发衄"。方中黄芪益气健脾升阳；赤茯苓健脾和胃，宁心安神；白芍药养血柔肝；生干地黄清热凉血，养阴生津；当归、阿胶养血补血，滋肺之阴，全方共奏益五脏气，清热养阴，止衄之功。

（3）加味理中圆

原方：人参、白术、甘草（炙）、干姜（炮）、干葛、川芎各等分。

——《三因极一病证方论·卷之九·失血叙论·不内外因证治》

按语：加味理中圆治疗不内外因鼻衄，如酒食太过伤及脾胃日久而致，"治饮酒过多，及啖炙煿热食，动血，发为鼻衄"，方中人参、白术、甘草健脾益气，干姜温中散寒；干葛升阳解肌，除烦止温；川芎行气开郁，活血止痛。全方共奏益气升阳，温中止血之功。

（十五）瘾疹

1. 瘾疹并非仅为风所致

陈无择《三因极一病证方论·卷之十六·瘾疹证治》指出瘾疹的病因并非只是风邪所致："世医论瘾疹，无不谓是皮肤间风，然既分冷热，冷热即寒暑之证，又有因浴出凑风冷而得之者，岂非湿也，则知四气备矣。"同时指出瘾疹的发生不仅与外邪有关，还与内在脏腑相关："经云：诸痛痒疮皆属于心。心实热则痛，虚寒则痒。又阳明主肌肉，属胃与大肠，亦有冷热分痛痒，不可不审。世人呼白者为婆膜，赤者为血风，名义混淆，当以理晓，内则察其脏腑虚实，外则分其寒暑风湿，随证调之，无不愈。"

2. 瘾疹临证方剂之运用举例

（1）加味羌活饮

原方：羌活、前胡各一两，人参、桔梗、甘草（炙）、枳壳（麸炒）、川芎、天麻、茯苓各半两，蝉蜕（去头足）、薄荷各三钱。

——《三因极一病证方论·卷之十六·瘾疹证治》

按语：加味羌活饮治疗外邪所致瘾疹，"风寒暑湿，外搏肌肤，发为瘾疹，憎寒，发热，遍身瘙痒，随脏气虚实，或赤或白，心迷闷乱，口苦咽干"。方中羌活、前胡、桔梗、蝉蜕、薄荷、天麻解表散寒，祛风止痒，清热胜湿；人参、炙甘草、茯苓益气补脾；枳壳、川芎理气活血，全方共奏去祛邪止痒，活血理气，益气补虚之功。

（2）加味乌荆圆

原方：川乌（汤洗浸三五次，去皮尖，焙干，秤）、荆芥穗各半斤，杜当归（水浸三日，洗，焙干，秤）一斤，薄荷五两。

——《三因极一病证方论·卷之十六·瘾疹证治》

按语：加味乌荆圆治疗心火之瘾疹，"上攻头面，赤肿搔痒，搔之，皮便脱落作疮，作痒或痛，淫液走注，有如虫行"。方中川乌祛风除湿，温经散寒，消肿止痛；荆芥穗祛风解表；杜当归活血补血；薄荷疏风散热，清头目，透疹，全方共奏祛风活血，除湿消肿，清心虚实之火之功。

陈无择

后世影响

一、历代评价

　　宋代之后的医学界，都非常注重《三因极一病证方论》的病因学意义，遵从并采用了陈无择的三因论，认为陈无择将复杂的疾病按病源分为外因六淫、内因七情及不内外因三大类，具体而全面，符合临床实践，而且每类有论有方，既有理论阐述推衍，又有方剂加减运用，具有实用意义和价值。

　　《四库全书总目提要·医家类及续编》："是书分别三因，归于一治，其说出《金匮要略》。三因者，一曰内因，为七情，发自脏腑，形于肢体；一曰外因，为六淫，起于经络，舍于脏腑；一曰不内外因，为饮食饥饱，叫呼伤气，以及虎狼毒虫金疮压溺之类。每类有论有方，文词典雅而理致简赅，非他家俚鄙冗杂之比"，其评论客观且中肯。清·吴澄《易简归一序》评价说："近代医方，惟陈无择议论最有根柢。"清·曹禾《医学读书志》亦云："其方论典雅简赅，绝无冗鄙之弊。"书中还提及严用和所撰《济生方》8卷，就是采陈无择之论，加上自己经验之方编撰而成的。此外，《四库全书总目提要》中，对陈无择实事求是的科学态度也有高度评价："苏轼传圣散子方，叶梦得《避暑录话》极论其谬而不能明其所以然。言亦指其通治伤寒诸证之非，而独谓其方于寒疫所不废，可谓持乎。"元·吕复对陈无择严守证治法度亦有评价："陈无择医，如老吏断案，深于鞫谳，未免移情就法，自当其任则有余，使之代治则繁剧。"

　　今人对陈无择亦有高度评价。如：朱德明编著的《浙江医药史·古代浙江籍医药学家》："陈言，青田鹤溪人，他的最大贡献在于1174年写成

《三因极一病证方论》。该书将致病三因（内因、外因、不内外因）作为论述重点，以临证与三因相结合，将病因归纳为三类，从此病因学说才日益明确和系统化起来，是病因学的一大进步。《三因极一病证方论》全书 18 卷，载方 1500 余首，其中相当部分医方是新收集的，对后世影响甚大。"

陈无择这种病因分类方法，从一定程度上使中医病因的分类法更趋完善成熟。但也有近代学者指出，陈无择对于三因分类的认识以及应用上有一定的缺陷。贾得道《中国医学史略》提出："在实践上，他还企图把各种疾病，都按三因分类。如本书（指《三因极一病证方论》）的编排，除第一卷论脉以外，第二至第七卷为外因病，包括中风、中寒、中暑、中湿、痹病、脚气、伤风、伤寒、伤湿、五运六气所病及疫病、疟病、疝病、厥病、痉病、破伤风等；第八卷为内因病，包括五脏六腑虚实寒热证治及痼冷、积聚、五劳六极、气病、噎膈等。但自第八卷以下，其分类就不很明显了，而有些疾病如衄血、九痛、霍乱、咳嗽、腰痛等本身又分别按三因分证来论述。显然，陈无择在此是遇到困难了。如果只从总的方面说，一切疾病都离不开三因，尚勉强可以通得过去，而要把各种疾病都按三因来分类，就更行不通了。因为所有疾病的发生，都是内外因相联系的，决不可孤立地归之于内因或外因。何况他所说内因，实际上深究起来，仍然是离不开外因的。因为一切情绪的变化，都是外界的社会条件所引起来的。"

虽然三因分类并非尽善尽美，在应用过程中也存在一定的局限，但陈无择以此来建立起脉病证治因体系，并实现了方剂的由博返约，对后世影响深远，正如浙江中医界泰斗何任先生，在《何任临床经验辑要·江南中医学家的成就及其盛衰之探索》中所说："综观历代史书、医籍记载，可以这样说，我国闻名于世的中医学家至今颇有影响者总约二百余人（其中特别突出者约四十人）。"而陈无择位列其中。

二、学派传承

（一）开创永嘉医派

南宋"永嘉医派"，是中国最早的医学学派之一，活跃于淳熙至淳祐即大约 1174～1244 年间，正相当于北方刘完素、张子和、张元素、李东垣学术活动进入高潮，河间、易水两大学派形成之时，《四库全书总目》以为"医之门户分于金元"，宋室南渡与金之立国正是同一问题的两个侧面，与"河间之学与易水之学争"之同时，虽因国家分裂，南北隔绝，学术上缺乏交流和联系，但"永嘉医派"的学术成就也足以与河间、易水鼎足而三，共同开创了宋金元时期医学学派争鸣、学术繁荣的局面，而在中国医学史占有一席之地。

这一学派以陈无择为创始人，其弟子王硕、孙志宁、施发、卢祖常、王暐为骨干，《三因极一病证方论》为理论基石，围绕编著、增修、校正、评述、批评《易简方》，开展热烈的学术研究和论争，形成了"永嘉医派"，而且其学派产生有一定的学术背景。秦汉之际，"四大经典著作"的问世，形成了医学基本理论体系和临床辨证论治体系。此后，医学得到迅猛发展，其特点是在医疗实践方面积累了丰富的经验，标志则是大批方剂学专著的产生。《隋书·经籍志》载有医书 3953 卷，其中医方即 3714 卷，占 94%；新旧《唐书·艺文志》的情况也相似。唐代的《备急千金要方》《外台秘要》，宋代的《太平圣惠方》《圣济总录》都收有上万方剂，是当时方书的集大成，历代实践经验的积累。结果方书泛滥，方多药众，反而使临床无所适从，治疗成为检验方剂疗效的手段。所以，如何对待迅猛发展的医学实践，如何对待汗牛充栋的方书，就成为当时医学界所遇到的首要问题。医学界很自然地出现了两种趋向：一是对众多的方药进行筛选鉴别，确认疗效，使漫无边际的方书由博返约，而《太平惠民和剂局方》为代表；一是总结提高实践经验，从中发现疾病发生发展的新规律，探索防病治病的新途径、新方法，使医学理论更丰富，更深入，更提高一步，以指导日益发展的实践。永嘉医派的学术活动正是在这两个方向上进行的。

陈无择《三因极一病证方论》以因辨病，按因施治，努力在病因学上探索新规律，以使方药简约而有章可循，这种理论尝试有着强烈的创新意识和进取精神。王硕追求"易简"，载药收方各仅 30，外加成药 10 方，简略之至，则是《太平惠民和剂局方》由博返约趋向的进一步发展而至极致，自然谈不上理论创新，甚至为求易求简，连辨证论治的基本精神也受到冲击，从而受到后人批评，产生新的矛盾冲突，引起永嘉医派诸成员间的学术争鸣。当然，相形之下，永嘉医派的学术总趋向是求易求简，由博返约占主流。因此，当时医学发展的形势给永嘉医派的学术活动提供了条件和课题，这是永嘉医派的医学学术方面的时代背景。

（二）永嘉医派的学术特点

陈无择的《三因极一病证方论》，为永嘉医派奠定了坚实的学术基础而成为永嘉医派的创始人，他倡导主张由博返约、提纲挈要，创三因学说，并以三因为手段，其主要目的在于走出一条方剂学的由博返约路径。《三因极一病证方论》主张以因辨病，按因施治，从脉象、病源、病候入手，使方药简约而有章可循，也是医学发展之一途。这一由博返约的方剂研究方向，后来成为永嘉医派学术研究和争鸣的中心议题。

此后，陈无择弟子王硕成为永嘉医派的中心人物，他追求易简，著《易简方》，反映了当时医学界追求"易简"的思想倾向，他继承了《太平惠民和剂局方》由博返约的研究方向，且求易求简，走得更远，但他并没有继承乃师陈无择以"知要"来"削繁"的基本方法，"削繁"而不"知要"，缺乏执简驭繁的思想和手段，缺乏理论上的创新和方法上的改进；王硕《易简方》风行一时，但追求既简且易的编辑特点使其不能完全切合临床运用的要求，因此增修、补充就在所必然。为此，孙志宁编著《增修易简方论》，撰写《伤寒简要》，为《易简方》大行于世作了大量的工作，成为永嘉医派诸医家中支持王硕的中坚；针对王硕《易简方》求易求简，追求"病有相类而证或不同，亦可均以治疗"选方原则，而于认病识症和处方用药也就不能不失于粗略的情况，后续之人多所非议，施发、卢祖常即是代表性的人物；王暐《续易简方脉论》与诸多《易简方》著作着眼于方剂的整理运用相异，自成体系，自有特点，篇幅不大，但"麻雀虽小，五脏俱全"，形成完整的理法方药内容和以诊法、治法为主的理论体系。这也可以视为对《易简方》不足之处的彻底纠正。

三、后世发挥

（一）永嘉医派成员的发挥

1. 王硕发挥由博返约思想追求易简

永嘉医派产生于南宋时期，在此以前医疗实践方面积累了丰富的经验，出现了大批方剂学专著。这种大部头方书的泛滥，方多药众，反而使临床医家无所适从。因而这一时期要求使漫无边际的方书由博返约。从陈无择开始，永嘉医派诸位医家正是以这一思想为指导，进行尝试创新。王硕的《易简方》更是集中代表了这种趋向，他发挥陈氏由博返约之思想追求易简。

王硕之书以"易简"为名，出于《易》经所云"易则易知，简则易从"，虽其自称著书的目的在于应付"仓猝之病，易疗之疾"，实际上反映了当时医学界追求"易简"的思想倾向。《易简方》全书仅1卷，内容确实既简且易，仅"取方三十首，各有增损，备咀生料三十品，及市肆常货丸药一十种"，以备缓急之用。他录方的基本原则是：一是常用的效验治方；二是"外候兼用"，即其运用范围要广，尽可能做到"病有相类而证或不同，亦可均以治疗"。

但王硕一味求易求简，愈走愈远，没有继承陈无择以"知要"来"削繁"的基本方法，"削繁"而不"知要"，缺乏执简驭繁的思想和手段，没有理论上的创新和方法上的改进。因此，他的《易简方》虽然影响极大，盛行一时，但终究没有"通于久远"。但作为永嘉医派学术特点之一，王氏就学于陈无择，自然深受陈无择学术思想的影响，后人施发曾有评论，说"王德肤作《易简方》，大概多选于《三因》，而附以他方增损之"。今人刘时觉查对原书，除选自《太平惠民和剂局方》的 10 种成药外，30 方中，取自《三因极一病证方论》者即有 20 方之多，评论固然不谬，自可见师徒授受的迹象，也可体会到陈无择对后人、对温州医学影响之深。就连后来孙志宁增修《易简方》时，所增补的五香连翘汤，也是出于《三因极一病证方论》的卷十四"痈疽"篇。

2. 施发发挥辨证重脉的思想

陈无择强调学医必识"脉、病、证、治，及其所因"，因脉以识病，因病以辨证，随证以施治。他认为"究明三因，内外不滥，参同脉证，尽美尽善"，并强调察脉必以人迎气口分内外所因是"学诊之要道"。其诊法以人迎候六淫外感；气口候七情内伤；其不应于人迎、气口者，为不内外因。同时，陈无择又认为二十四脉可以约为浮、沉、迟、数四脉。其曰：博则二十四字，不滥丝毫；约则浮、沉、迟、数，总括纲纪。"陈无择这种辨证重脉的思想，促进了临床医学的发展，并影响了永嘉医派其他的医家，受此影响最著者当首推施发。

施发著有《察病指南》《本草辨异》和《续易简方论》。其中，《察病指南》是一部脉学专书，取多种脉学书籍"参考互观，求其言之明白易晓，余尝用之而验者，分门纂类，裒为一集"。全书分为 3 卷，卷上总论脉法；卷中辨明 24 种脉象的形象和主病；卷下则叙述伤寒、温病、热病等 21 类病证的生死脉法，及妇人病脉、胎脉和小儿诸病的脉法等，是脉学理论和实践应用的启蒙书。值得一提的是，施发书中并作"诸脉图影"，开始把脉的波状描绘于纸上，这是世界上最早描绘的脉搏形象图。施发精通脉法，注重辨别疾病的虚实寒热，因此其在《续易简方论》中对于《易简方》的批评，主要集中于王硕不问脉象，不讲究辨证的弊端上；而在批评、辨证的基础上补充治法、方剂，则完善了整个辨证论治的认识。正如雨岩老人《续易简方论》序中所言"得是书而用之，非识脉明证不可"，指出了临证必须重视脉证的辨证特点。

3. 发挥诊疗重胃气的特色

陈无择长期侨居温州，当时温州乡绅余光远修制平胃散，并长期服用，结果身体康健，饮食快美，数次出任西南"烟瘴之地"的地方官而往来平安，并享近百岁高寿之启发，陈无择领悟到胃气是人身的根本，"正正气，却邪气"是医疗第一要义，因此在平胃散的基础上增添药物，创制了"养胃汤"，载于《三因极一病证方论》卷八。陈无择此方一出，即广泛流传，风行一时，这与温州依山傍海，冬无严寒，夏少酷暑，四季湿润，属海洋性气候，湿之为患尤多的环境条件有关，故宜于应用除湿理气的"平胃散"和"养胃汤"之类方药。因此，此后他的弟子辈作《易简方》系列著作，都引载这个方子，还详细记载了"余使君平胃散"的独特炮制方法，给我们留下了一份宝贵的遗产，温州医生至今在临床上仍习用平胃散、蕾香正气散和养胃汤之类芳香化湿理气和胃的方剂，自有其地土之宜和历史渊源。

（1）王硕扩充养胃汤的应用

王硕列养胃汤于《易简方》三十方之五，经其发挥，主治范围远远越出《三因极一病证方论》的胃虚寒证，并不限于"似感冒非感冒""如疟非疟"者。王硕以为，不问伤风伤寒，可以为发汗；不惶内外，可以之养胃；更兼四时瘟疫，饮食伤脾，发为疟，均可为治。王硕大大扩充了养胃汤的用法，许多见解亦颇有独到之处：如其论养胃汤组方九品，并无一味发汗解表药而可治风寒表证，主要是藿香辛温芳香有发汗作用。卢祖常以为，这一见解是前人未曾语及，未见运用的，也是《易简方》以前各种本草学著作所未见的。又如，他参阅《三因极一病证方论》"己未年京师大疫，汗之死，下之死，服五苓散遂愈"的记载，直接师承陈无择用养胃汤"辟寒疫"之意，提出以之治疗"四时瘟疫"的见解。王硕并言，"大抵感冒，古人不敢轻发汗者，止由麻黄能开腠理，或不待其宜则导泄真气，因而致虚，变生他证。此药乃平和之剂，止能温中解表而已，初不致于妄扰也"。而至今温州中医界仍不轻用麻黄，甚至有畏用麻黄的倾向，可由此上溯至于宋。

（2）孙志宁主张辛温理气以快脾

孙志宁强调甘温补益之品有"恋膈碍胃"的副作用，主张辛温理气以"快脾"。《增修易简方论》真武汤条下，孙氏指出："今人每见寒热证，多用地黄、当归、鹿茸辈补益精血，殊不知药味多甘，却欲恋膈。若脾胃大段充实，服之方能滋养，然犹恐因时致伤胃气。胃为仓廪之官，受纳水谷之处，五脏皆取气于胃，所谓精气血气皆由谷气而生。若用地黄等药，未见其为生血，而谷气已先有所损矣。"这成为其"恋膈碍胃"说的理论解释。有关论述在《增修易简方》中随处可见，"此须脾胃壮者可服，稍不喜食则不可用""当归、地黄与痰饮不得其宜，反伤胃气，因是不进饮食，遂成真病"，亦即痰湿困伤胃气，饮食有碍者不宜甘温补益。由此出发，理中汤"药味太甜，当减甘草一半"，四君子汤"但味甘，恐非快脾之剂，常服宜减甘草一半"。又如胃风汤条下，谓十补汤"此等药愈伤胃气"；参苏饮条言"须谷气素壮乃可服"，二陈汤言"恶甜者减甘草"，四物汤"既用蜜丸，又倍甘草，其甜特甚，岂能快脾"等等，不一而足。反之，孙志宁强调辛温理气"觉快之药，自当用消化之剂，如枳壳、缩砂、豆蔻、橘皮、麦芽、三棱、蓬术之类是也",主张用平胃散、二陈汤之类"快脾","用此(指二陈汤)快脾则饮食倍进","妊娠恶阻,古方用茯苓丸、茯苓汤,非快脾之剂,服者药反增剧,不若用此,极验",即使病后恢复,也不偏废,平胃散"病后调理,亦宜服之";"伤寒后不敢进燥药者,亦宜服饵"二陈汤,则"易得复常"。

联系陈无择创制养胃汤的经过,永嘉医派诸医家对养胃汤、平胃散、藿香正气散等芳香化湿理气和胃方剂的喜好偏爱,孙、王关于"甘温恋膈碍胃","辛温快脾"的言论,也确有其地土之宜。

4.承袭温燥用药习惯而有所反思

永嘉医派崇尚温燥,对于温热药物的应用,多能结合自身实践拓展其应用领域。如陈无择治疗寒呕喜用硫磺以温阳散寒,甚至和附子相伍,或以绿豆反佐。如用生硫黄丸(硫黄,不拘多少,研细,生姜汁糊为丸,米汤下)、四逆汤(甘草、干姜、附子)治寒呕而脉弱,小便复利,身有微热者;用灵液丹(硫黄、附子、绿豆,生姜汁糊为丸,米汤下)治胃中虚寒,聚积痰饮,食饮不化,大便坚,心胸胀满,恶闻食气者;或妇人妊娠恶阻,胃中虚寒,呕吐不纳食者。其对寒呕的治疗,注意到在使用硫磺、附子等大热药物的同时,要求病人以米汤送下,体现了顾护脾胃的思想。

王硕《易简方》则是承袭《太平惠民和剂局方》以及陈无择习用辛温燥热用药习惯的最突出体现。《易简方》所备30味生料药中,辛温燥热就有20味之多,如温里祛寒药附子、干姜、肉桂、丁香;辛温理气药木香、橘红、枳实、厚朴;活血药川芎;化湿药苍术、藿香、草果;辛温解表药麻黄、白芷、细辛;化痰药半夏、天南星;而补益药仅人参、白术、甘草、当归、白芍、五味子;苦寒药仅黄芩一味。所载30方中,大多性质辛燥温热,如祛寒方三生饮、姜附汤、附子汤、四逆汤、真武汤、理中汤;祛湿化痰方养胃汤、平胃散、二陈汤、四七汤、渗湿汤、降气汤、缩脾饮、杏子汤、芎辛汤、温胆汤等;补益方仅四君子汤、白术散、建中汤等少数几个，而寒凉泄热方竟无一个。如此足可见王硕习用辛燥之特点。

孙志宁在王硕《易简方》基础上发挥其学，因此辛温燥热用药倾向自不可免，但已在某种程度上认识到这种习用风气的缺陷，这主要体现在讨论伤寒证治时殷切告诫慎用温热药和艾灸法。《伤寒简要》的内容分"十说"，除讨论伤寒病发热、潮热、发热恶寒、寒热往来、头痛等症状的鉴别诊断，讨论恶寒恶风的辨证意义，伤寒初瘥不可过饱、过饮、过劳等"五说"外，孙氏以一半的篇幅告诫慎用温热药和艾灸法。如"第四说"阐述伤寒手足厥冷各有阴阳，不得一律以为阴证，尤其是必须注意鉴别治疗热厥，其要点在于，一是热厥始病，便身热头疼，至三四日方始发厥；二是"别有阳证"如"其人或畏热，或饮水，或扬手掷足，烦躁不得眠，大便秘，小便赤，多昏愦者，知其热厥也"，其病机属"热深则厥深"；三是疾病过程中，"兼察热厥者，厥至半日，忽身又热；或手足逆冷而手足掌心及指爪微暖；脉虽沉伏，按之而滑"，凡此种种，为里有热，治疗当用"白虎汤、承气汤随其证而用之"，并一再强调，四逆汤、四逆散，冷热不同，其治服者，宜细察焉。"第五说"引用《难经》和仲景言论，说明"伤寒腹痛亦有热证，不可轻服温暖药"，宜消息脉证而用黄连汤、大承气汤之类。"第六说"论"伤寒自利，当看阴阳证，亦不可例服温暖止泻药"。"第七说"明确指出"伤寒当直攻毒，不可补益，伤寒不思饮食，不可服温脾胃药"，孙氏云"邪气在经络中，若随证早攻之，只三四日痊安，医者乃谓先须正气，却行补益，使毒气流炽，多致误人"，"如理中丸、汤之类，切不可轻服，若阳病服之，致热气增重，多致变乱误人"。"第八说"则申明，"伤寒胸胁痛及腹胀满不可妄用艾灸"，并强调指出，"伤寒惟有阴证回阳，可用艾灸，此外不可妄用。盖常见村落间有此证，无药可服，便用艾灸，多致热毒气随火而盛，或膨胀发喘，或肠胃结而不通，反成大热，遂致不救。殊不知胸胁痛自属少阳，腹胀满自属太阴，俱不可以艾灸也。"这一观点颇值得注意，以慎用温热艾灸讨论伤寒，在当时习用辛温燥热的大环境下，确实并不多见，这也可以认为是对当时医学界习用辛温燥热的反思，也是讲究辨证论治精神的复苏。

（二）其他医家的发挥

1. 丹溪学说对陈无择学术思想的发挥

（1）从气机角度认识痰郁之理

对痰郁证的病因分析，陈无择以三因立说，以为气病均由七情内因，故称为"七气"，诸病"皆由七气所生所成"，立方曰七气汤、大七气汤等。王暐《续易简方脉论》承陈无择余绪，也持七情致病说。其曰："是病生于气也。气分七情，喜怒忧悲思恐惊：喜则气散，怒则气激，忧则气聚，思则气结，悲则气急，恐则气却，惊则气乱。此一性不宁，七情变乱"，则生诸疾。朱丹溪则在陈无择重视七情内因的基础上，以为无论内伤外感俱可致气血运行失常而为气郁痰饮之由。如《局方发挥》："或因些少饮食不谨，或外冒风寒；或内感七情；或食味过厚，偏助阳气，积成膈热；或资禀充实，表实无汗；或性急易怒，火炎上以致津液不行，清浊相干，气为之病"。在众多致病因素中，朱丹溪尤重火热和虚损两途，"肺受火邪，气得炎上之化，有升无降，熏蒸清道，甚而至于上焦不纳，中焦不化，下焦不渗，展转传变"；或"若夫气血两亏，痰客中焦，妨碍升降，不得运用"，变生诸症。

朱丹溪对痰郁证病机的认识，受陈无择的"内因说"重七情、气机的影响。陈无择《三因极一病证方论·卷之八·七气叙论》："神静则宁，情动则乱，故有喜怒忧思悲恐惊七者不同，各随其本脏所生所伤而为病"。王暐在《续易简方脉论》中，提出气机顺畅为健康之本，气郁则百病生的观点。其曰："脏腑者，气之主也，脏气为阴，腑气为阳，阴阳升降，百脉调和，一气不和，百病俱作。是病生于气也。"气郁则积聚变化，生痰生饮，从而变生百病。他说："七情变乱，厥于外者，满脉去形，郁于内者，积聚为饮。饮留胸中，无所不至，或为眩晕搐溺，痰潮不省；或为胸痞气短，心腹作痛。证候多端，无非一气。"朱丹溪也认为，痰、郁二证的病机中心是气。

《丹溪心法》："气血冲和，百病不生，一有怫郁，诸病生焉，故人诸病，多生于郁。"指出郁证的基本特点，气郁为中心环节，变生痰饮。《局方发挥》云："气郁为湿痰"，"自气成积，自积成痰"，变生百病。《丹溪心法》亦引严用和之言："人之气道贵乎顺，顺则津液流通，决无痰饮之患，调摄失宜，气道闭塞，水饮停于胸腑，结而成痰"，以说明痰、郁的共同病机。吴澄序《易简归一》曾提到严氏之说剿取陈无择议论，本就存在渊源关系，因此就能理解永嘉医派对丹溪痰郁证治学说的影响了。朱丹溪在痰郁证治方面还多有创见，有所发展。陈无择郁证还只是囿于具体疾病如"气分"或"梅核气"之类，朱丹溪则广泛地以痰郁证理论来讨论疾病，如《局方发挥》所言"气之为病，或痞或痛，不思食，或噫腐气，或吞酸，或嘈杂，或膨满"，"饮食、汤液滞泥不行，渗道塞涩，大便或秘或溏，下失传化，中焦愈停"。还指出气郁所致的多种疾病和症候，如"自气成积，由积成痰，此为痰为饮为吞酸之由也"，"痰挟瘀血，遂成窠囊，此为痞为痛呕吐，为噎膈反胃之次第也"，等等。《金匮钩玄》专立六郁和痰门讨论其病症治法，以痰为病因病机者，在全书139门中占了59门。由此可见朱丹溪的痰郁证治认识更为深刻，其学术地位也更显重要和突出。

在治疗方法上，陈无择仅立七气汤、大七气汤二方分别治疗"气分"或"梅核气"，这自然与他囿于具体疾病有关。朱丹溪的痰郁证治有丰富的治疗手段，是其杂病辨证论治的重要内容，已经形成了专门学说，从理法方药一致的基础上充实了中医学的有关认识，构成其学术体系的重要一环。

（2）发挥"君火论"，提出"相火论"

陈无择《三因极一病证方论·卷之五·君火论》认为，君火"乃二气之本源，万物之所资始"，成于人生之初，"则知精血乃成于识，以识动则暖，静则息，静息无象，暖触可知。故命此暖识以为君火"，"主配于心肾，推而明之，一点精明，无物不备。是宜君火之用，上合昭昭，下合冥冥，与万物俱生而无所间断也"。而朱丹溪《格致余论》之"相火论"是讨论内生火热的病因病机的专论，其理论认为："以位而言，生于虚无，守位禀命，因其动而可见，故谓之相。""天主生物，故恒于动；人有此生，亦恒于动。其所以恒于动，皆相火之为也。"人能恒于动则是相火的功能表现，所以说，"天非此火，不能生物；人非此火，不能有生"，以此说明相火的生理意义。这些说法都与陈无择之说并无大的差异，有异曲同工之意。

但是，朱丹溪的《格致余论·相火论》曾以非常遗憾的口气言及陈无择的《君火论》。指出"以陈无择之通敏，且以暖炽论君火，日用之火论相火，而又不曾深及，宜乎后之人不无聋瞽也。悲夫！"丹溪如此强烈地批评陈无择，除君、相火的概念名称相异外，主要在于朱丹溪以相火论内生火热。《丹溪心法》："火起于妄，变化莫测，无时不有，煎熬真阴，阴虚则病，阴绝则死。"因而《格致余论》："其暴悍酷烈有甚于君火者也，故曰相火元气之贼。"其说本于《内经》"阳胜则阴病""壮火食气"之旨，申明内生火热的病机特点，这也是刘河间"五志化火"说的移植。这种认识是陈无择所没有的。因此，陈无择的《君火论》启发朱丹溪《相火论》，而朱丹溪吸收陈无择的某些观点，又发扬刘河间的火热论，形成了内生火热的理论。

2. 其他医家的发挥

陈无择除提出"三因说"外，还非常重视脉诊，主张以"浮沉迟数"四脉为纲，四脉为纲说对江西崔嘉彦西原脉派的形成所产生了直接影响，元天历三年张道中跋所著《玄白子脉象纪纲图》曰：浮沉迟数四脉，各统三脉，并为十六脉。其四脉为纲，十二脉为纪，以总万病。但识四脉，则十二脉之象可得而推。越人《难经》于六难专言浮沉，九难专言迟数，既以四脉为重，近世陈无择诸人皆言浮沉迟数可统，而我祖师崔君实以是说授之复真刘先生而传之宗阳炼师，既得正传，不敢自秘，于是采其遗意，略加校正，图以别之，名曰《脉象纪纲图》，将俾览者一见而知矣。夫脉之真象苟能深思默契，一旦豁然贯通，将必荃蹄意象，于图焉何有？

另外，陈无择在审因论治的基础上，按照削繁知要的理念，精心采录治疗健忘的方剂，用方依证而设，配伍合理，用药讲究，且倡导心脾同治健忘，不仅突破前贤的治法思路，而且对后世医家产生了深刻影响，如同一时期严用和即参取其说，认为治疗健忘之法，"当理心脾"，并据此创制"归脾汤"，成为治疗健忘的千古名方，值得今人借鉴。虽然时至今日陈无择所选诸方并非都是多数临床家所习用的方剂，但是其力求从理论高度去理解和把握所用诸方的思想理念，却是多数临床家所认同和追求的目的。

（三）《三因方》温胆汤后世之临证运用

陈无择在《三因极一病证方论》序言中，指出本书"得方一千五十余道"，但经王象礼等人统计："该书收载872方（无重复使用），即时将重复使用的方剂计算在内为970方。"尽管方剂数量与陈无择自己记载的"一千五十余"有一定数量差别，而且产生这种差别的原因也无从而知，但经过陈无择加减或自拟之方，在中医临证中广泛应用并且收效良好。本部分主要选择陈无择之现行方剂温胆汤入手，阐释其方的来源、方义以及后世的研究和临床运用等情况。

1. 化裁温胆汤并阐释病机

（1）温胆汤之来源

温胆汤最早载于孙思邈之《备急千金要方·胆虚实》。即"大病后，虚烦不得眠，此胆寒故也"，宜服此温胆汤。方为：生姜四两，半夏二两，橘皮三两，竹茹二两，枳实二两，炙甘草一两半，六味药组成。《外台秘要·虚劳》所载温胆汤，基本同《备急千金要方》，但其标明方剂源于《集验方》，并云"出第三卷中"。《集验方》乃为南北朝名医姚僧垣（499—583）所撰，宋嘉祐年间（1056～1063），高保衡等据此书校《备急千金要方》，靖康（1126）后其书佚失。据此，温胆汤方最早的文献记载，当为南北朝的《集验方》，而《备急千金要方》中的温胆汤即从《集验方》而来。

（2）《三因极一病证方论》之温胆汤

陈无择《三因极一病证方论》中温胆汤有2首，分别在以下三篇出现：

出自《三因极一病证方论·卷之八·内所因论·肝胆经虚实寒热证治》的温胆汤，主治"胆虚寒"，见"眩厥，足痿，指不能摇，躄不能起，僵仆，目黄失精，虚劳烦扰。因惊摄，奔气在胸，喘满，浮肿，不睡"。方由半夏、麦冬（去心）各一两半，茯苓二两，酸枣仁三两（炒），炙甘草、桂心、远志（去心，姜汁合炒）、黄芩、萆薢、人参各一两组成，上药剉散，每服四大钱，用长流水一斗，糯米煮。该方实为《备急千金要方》卷十二之"千里流水汤"去秫米而成，后"千里流水汤"被收入到《普济方·卷三十四》，而直接名为"温胆汤"，主治证不变。该方主治证除心胆虚怯之"虚劳烦扰"，"因惊慑"而致"奔气在肠……不睡"外，尚有"眩厥""失精"之症，故方中既有酸枣仁、人参、远志养肝血、宁心神、健脾气之品，又有温补命门之火之桂心；且以黄芩专入胆经，兼佐制方中诸药之温燥，而达温养兼顾之效。

此外，陈无择《三因极一病证方论·卷之九·虚烦证治》中亦载有温胆汤，其组成与《三因极一病证方论·卷之十·惊悸证治》之温胆汤相同，而其主治仍沿袭《集验方》之旧，"治大病后，虚烦不得眠，此胆寒故也，此药主之，又治惊悸"，不同于《三因极一病证方论·卷之十·惊悸证治》中的温胆汤，对其病机有所延伸，这对后世温胆汤的衍化和应用有很大影响。

《三因极一病证方论·卷之十·惊悸证治》所载温胆汤，"陈皮三两，半夏二两，茯苓一两半，炙甘草一两，竹茹二两，枳实二两共为粗末，每服四大钱，加生姜五片，大枣一个，煎服"。此方与《备急千金要方》所载温胆汤相比较，各药每服剂量均有减少，而生姜减少尤多，且增加茯苓、大枣两味。而且《三因极一病证方论》此方主治为："心胆虚怯，触事易惊，梦寐不祥，或异象感惑遂致心惊胆摄，气郁生涎，涎与气搏，变生诸证，或短气悸乏，或复自汗，四肢浮肿，饮食无味，心虚烦闷坐卧不安。"观其主治已从《备急千金要方》"胆寒"变为"心胆虚怯"，并明确提出其病变机制为"气郁生涎，涎与气搏"，而这一改变为后世广大医家所遵循。

2. 后世对温胆汤的认识

（1）吴崑之《医方考》

《医方考·火门》："胆，甲木也。为阳中之阳，其性以温为常候。故名曰温胆。竹茹之清，所以去热；半夏之辛，所以散逆；枳实所以破实；陈皮所以消滞；生姜所以平呕；甘草所以缓逆。伤寒解后，多有此证。是方恒用之。"

（2）张璐之《张氏医通》

《张氏医通》："胆之不温，由于胃之不清。停蓄痰涎，沃于清净府，所以阳气不能条畅而失温和之性。故用二陈之辛温以温胆涤涎，涎聚则脾郁，故加枳实、竹茹以化胃热也。"

（3）罗美之《古今名医方论》

《古今名医方论》："胆为中正之官，清净之腑，喜宁谧，恶烦扰，喜柔和，不喜壅郁，盖东方木德，少阳温和之气也。若大病后，或久病，或寒热甫退，胸膈之余热未尽，必致伤少阳之和气，以故虚烦；惊悸者，中正之官，以蒸而不宁也；热呕吐苦者，清净之腑，以郁炙而不谧也；痰气上逆者，土家湿热反乘，而木不得升也。如是者首当清热，及解利三焦。方中以竹茹清胃脘之阳；而臣以甘草、生姜，调胃以安其正；佐以二陈，下以枳实，除三焦之痰壅；以茯苓平渗，致中焦之清气。且以驱邪，且以养正，三焦平而少阳平，三焦正而少阳正，胆家有不清宁而和者乎？和即温也，温之者实凉之也。若胆家真畏寒而怯，属命门之火衰，当与乙癸同源而治矣。"

（4）王子接之《绛雪园古方选注》

《绛雪园古方选注》："温胆汤，隔腑求治之方也。热入足少阳之本，胆气横逆，移于胃而为呕，苦于眠，乃治手少阳三焦，欲其旁通胆气，退热为温，而成不寒不燥之体，非以胆寒而温之也。用二陈专和中焦胃气，复以竹茹清上焦之热，枳实泄下焦之热，治三焦而不及于胆者，以胆为生气所从出，不得以苦寒直伤之也。命之曰温，无过泄之戒辞。"

（5）徐大椿之《医略六书·杂病证治》

《医略六书·杂病证治》："气郁生涎，涎痰内沃，而心胆不宁，故怔忡惊悸不已焉。半夏化涎涤饮，橘红利气除涎，茯神安神渗湿，竹茹清热解郁，枳实破泄气以降下，生草缓中州以和胃，生姜散郁豁涎也。水煎温服，使郁气行，则涎饮自化，而心胆得宁，惊悸怔忡无不平矣。此解郁化涎之剂，为气郁涎饮、惊悸怔忡之良方。"

（6）陈念祖之《时方歌括》

《时方歌括》："二陈汤为安胃祛痰之剂，加竹茹以清膈上之虚热，枳实以除三焦之痰壅，热除痰清而胆自宁和，即温也。温之者，实凉之也。若胆家真寒而怯，宜用龙牡桂枝汤加附子之类。"

（7）秦伯未之《谦斋医学讲稿》

《谦斋医学讲稿》："本方以和胃、化痰、清热为目的，亦非肝病方。因胆附于肝，其性温而主升发之气。肝气郁滞，则胆气不舒，从而不能疏土，出现胸闷呕恶等症状。胃气愈逆则胆气愈郁，用和降胃气治标，间接使胆气舒展，肝气亦得缓和。所以本方称为温胆，是根据胆的性质，以期达到升发的作用，与温脾、温肾等的温字意义完全不同。"

综上所述，陈无择作为南宋一位伟大的医学家，医学贡献巨大，是永嘉医派之开山鼻祖。所著《三因极一病证方论》，学术思想影响深远，其承前人病因之理，创"三因说"，阐明了病因学理论之框架，主张以因辨病，按因施治，从脉象、病源、病候入手，使方药简约而有章可循，其由博返约的学术思想，后来成为永嘉医派学术研究和争鸣的中心议题，形成了永嘉医派的强大阵容。由此可见，陈无择不仅在众所熟知的病因学分类方面做出了巨大贡献，而且在诊法、辨证、方剂、临证诊疗等各个方面，均有独特的见解和卓越的建树。

陈无择

参考文献

［1］王象礼.陈无择医学全书［M］.北京：中国中医药出版社，2005.

［2］丹波元胤.中国医籍考［M］.北京：人民卫生出版社，1956.

［3］清·永瑢.四库全书总目［M］.北京：中华书局，1965.

［4］贾得道.中国医学史略［M］.太原：山西人民出版社，1979.

［5］清·曹禾.医学读书志［M］.北京：中医古籍出版社，1981.

［6］贾维诚.三百种医籍录［M］.哈尔滨：黑龙江科学技术出版社，1982.

［7］清·陈梦雷.古今图书集成·医部全录·第12册［M］.北京：人民卫生出版社，1983.

［8］印会河.中医基础理论［M］.上海：上海科技出版社，1984.

［9］郭霭春.中国分省医籍考［M］.天津：天津科学技术出版社，1984.

［10］元·朱震亨.局方发挥［M］.北京：中华书局，1985.

［11］李经纬.中国医学百科全书·医学史［M］.上海：上海科学技术出版社，1987.

［12］严世芸.中国医籍通考［M］.上海：上海中医学院出版社，1991.

［13］李经纬，孙学威.四库全书总目提要·医家类及续编［M］.上海：上海科学技术出版社，1992.

［14］元·朱震亨著，鲁兆麟等.丹溪心法［M］.沈阳：辽宁科学技术出版社，1997.

［15］元·朱震亨著，鲁兆麟等点校.格致余论［M］.沈阳：辽宁科学技术出版社，1997.

［16］何任.何任临床经验辑要［M］.北京：中国医药科技出版社，1998.

［17］汪受传，俞景茂，苏树蓉，等点校.中医儿科学［M］.北京：人民卫生出版社，1998.

［18］朱德明.浙江医药史［M］.北京：人民军医出版社，1999.

［19］刘时觉.永嘉医派研究［M］.北京：中医古籍出版社，2000.

［20］张光霁.中医病因探要［M］.上海：上海科学技术出版社，2002.

［21］孙广仁.中医基础理论［M］.北京：中国中医药出版社，2002.

［22］何晓.陈友芝医案·续集［M］.杭州：浙江人民出版社，2005.

［23］周荣椿等纂，潘绍诒修.光绪处州府志［M］.中国地方志集成·浙江府县志辑［M］.上海：上海书店，2011：771，64.

［24］俞长荣.我对疾病内外因关系的认识［J］.中医杂志.1962，2：7-8.

［25］王米渠.试论七情学说的形成和发展［J］.四川中医.1984，2（1）：2.

［26］孙祝岳.陈无择的三因学说之我见［J］.福建中医药.1984，4：48.

［27］路振平.中医病因学说源流初探［J］.辽宁中医杂志.1986，6：5-7.

［28］刘时觉.陈无择的里籍和医事活动［J］.中医药信息.1986，6：40-41.

［29］朱现平.《内经》病因"三部分类"及其思维框架［J］.中医药学报.1990，5：3.

［30］长青.古代名医小传·陈言［J］.山西中医.1991，4（7）：42.

［31］庄奕周.陈无择对病因学的贡献［J］.福建中医药.1992，23（3）：25.

［32］李洪涛.《三因方》外感病观浅析［J］.安徽中医学院学报.1994，13（4）：2.

［33］刘学峰.孙思邈《大医习业》对后世的影响——兼论陈言的《大医习业》［J］.陕西中医.1996，2（17）：94.

［34］孟繁洁.陈无择学术思想阐微［J］.天津中医学院学报.1997，16（2）：2.

［35］郑红斌，张光霖.中医病因古今演变的研究之四——《内经》六淫病因学说概要［J］.浙江中医学院学报.1999，23（6）：4.

［36］刘时觉，陈克平，刘尚平.陈无择是永嘉医派的创始人［J］.浙江中医杂志.2000，1：39.

［37］刘时觉，陈克平，刘尚平.辟方剂研究蹊径开永嘉医派先河—陈无择学术思想及其在温州地区医事活动评述［J］.医古文知识.2000，3：3.

［38］李成卫，连智华，王庆国.试论中医学病因概念形成于南宋［J］.北京中医药大学学报.2000，23（5）：9.

［39］黎敬波.病因辨证基本层次与内涵［N］.中国医药报.2000，8月第6版.

［40］赵艳，王春艳.永嘉医派的学术思想探析［J］.实用中医内科杂

志 .2002，4（16）：180.

［41］邢玉瑞 . 七情内涵及致病特点［J］. 中国中医基础医学杂志 .2003，9（9）：6-7.

［42］黎敬波，马力，刘叶 . 中医病因辨证的范围与内涵探讨［J］. 广州中医药大学学报 .2004，21（2）：85.

［43］毛伟松 . 陈言对儿科学的贡献［J］. 中医文献杂志 .2004，3：22.

［44］王雨秋 .《三因方》对中医临床辨证的贡献［J］. 中医药临床杂志 .2004，16（3）：196.

［45］王磊，常存库 . 中医病因学之"不内外因"的学术命运［J］. 中医药学报 .2004，32（4）：1-3.

［46］舒莹 .《三因极一病证方论》温胆汤之源流考［J］. 中医药通报 .2004，3（6）：42-44.

［47］李成卫，王庆国 . 对七情病因概念的形成分析［J］. 北京中医药大学学报 .2005，28（1）：17-19.

［48］李玉清 . 试论宋儒治学方法对宋士大夫编撰医书的影响［J］. 中华医史杂志 .2005，35（7）：152-154.

［49］田建中 .《金匮要略》病因三因分类的逻辑缺陷［J］. 中医研究 .2005，18（6）：12.

［50］张英凯，陈文慧，袁嘉丽 . 中医外因探析［J］. 现代中西医结合杂志，2005，14（16）：2118.

［51］王兴华，王光耀 .《伤寒论》病因辨证系统与方法［N］. 中国中医药报，2006，4，第 5 版 .

［52］周利霞 . 宋金元时期情志病证证治规律的初步研究［D］. 广州中医药大学硕士学位论文，2006.

［53］陈友芝，何晓 . 南宋医家陈无择身世考［J］. 浙江中医药大学学报 .2007，31（1）：32.

［54］欧阳东先 . 浅谈温胆汤在精神科临床应用［J］. 时珍国医国药 .2007，18（1）：210.

［55］焦振廉.中医病因学说的发展历程及其局限性［J］.山东中医药大学学报.2007，31（5）：371-372.

［56］陈永灿.陈言审因用方治疗健忘的学术特色［J］.浙江中医杂志.2008，8（43）：475-477.

［57］赵明山.中医病因学文化观［J］.中医药文化.2008，1：11-14.

［58］常鑫.各种辨证方法的历史、理论和实践意义［D］.哈尔滨：黑龙江中医药大学硕士研究生毕业论文，2008.

［59］王磊.中医病因学史论［D］.哈尔滨：黑龙江中医药大学博士研究生毕业论文，2008.

［60］孟庆云.五运六气对中医学理论的贡献［J］.北京中医药.2009，28（12）：937-940.

［61］李成文，司富春.宋金元时期的中医基础理论创新研究［C］.第三届中医方证基础研究与临床应用学术研讨会论文集，2000.

［62］杨威.五运六气治疫遣方用药规律探讨［J］.中国实验方剂学杂志.2010，16（4）：188-189.

［63］张光霁，张燕.七情之"七"及各情涵义［J］.浙江中医药大学学报.2010，34（3）：297-298.

［64］郭淑芳，周小秀.《三因极一病证方论》的主要学术思想和贡献［J］.内蒙古中医药，2012，31（16）：114-115.

［65］刘时觉.永嘉医派研究［J］.浙江省中医药学会第二届"之江中医药论坛"暨2012年学术年会文集，2012，9：23.

［66］周雪颖，齐向华.七情致病脉象初探［J］.山东中医杂志，2012，31（11）：779-780.

［67］禄颖，吴莹，鲁艺.《三因极一病证方论》七情学说特点分析［J］.吉林中医药，2013，8（33）：859.

［68］袁冰，杨卫华，曹丽娟.宋代名医陈言宗谱及籍贯考略［J］.中医文献杂志，2013，1：42.

［69］李珍.南宋著名医家陈无择身世新考［J］.中医药文化，2010，5：44-46.

汉晋唐医家（6名）

张仲景　王叔和　皇甫谧　杨上善　孙思邈　王　冰

宋金元医家（18名）

钱　乙　成无己　许叔微　刘　昉　刘完素　张元素
陈无择　张子和　李东垣　陈自明　严用和　王好古
杨士瀛　罗天益　王　珪　危亦林　朱丹溪　滑　寿

明代医家（25名）

楼　英　戴思恭　王　履　刘　纯　虞　抟　王　纶
汪　机　马　莳　薛　己　万密斋　周慎斋　李时珍
徐春甫　李　梴　龚廷贤　杨继洲　孙一奎　缪希雍
王肯堂　武之望　吴　崑　陈实功　张景岳　吴有性
李中梓

清代医家（46名）

喻　昌　傅　山　汪　昂　张志聪　张　璐　陈士铎
冯兆张　薛　雪　程国彭　李用粹　叶天士　王维德
王清任　柯　琴　尤在泾　徐灵胎　何梦瑶　吴　澄
黄庭镜　黄元御　顾世澄　高士宗　沈金鳌　赵学敏
黄宫绣　郑梅涧　俞根初　陈修园　高秉钧　吴鞠通
林珮琴　章虚谷　邹　澍　王旭高　费伯雄　吴师机
王孟英　石寿棠　陆懋修　马培之　郑钦安　雷　丰
柳宝诒　张聿青　唐容川　周学海

民国医家（7名）

张锡纯　何廉臣　陈伯坛　丁甘仁　曹颖甫　张山雷
恽铁樵